Eliana Pirolo
Vanessa Pirolo Vivancos

DOENÇAS CRÔNICAS

saiba como prevenir!

EDITORA Labrador

APOIO: Diabetes Brasil novo nordisk®

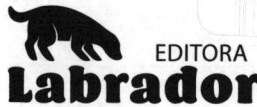

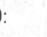

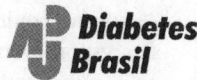

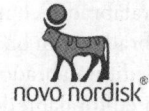

Copyright © 2019 de Eliana Pirolo e Vanessa Pirolo Vivancos
Todos os direitos desta edição reservados à Editora Labrador.

Coordenação editorial
Erika Nakahata

Projeto gráfico, diagramação e capa
Felipe Rosa

Imagem de capa
Jcomp / Freepik

Revisão
Fausto Barreira Filho
Vitória Oliveira Lima

Ilustração de miolo
Hugo Pirolo Sobrinho

Dados Internacionais de Catalogação na Publicação (CIP)
Angélica Ilacqua – CRB-8/7057

Vivancos, Vanessa Pirolo
  Doenças crônicas : saiba como prevenir! / Vanessa Pirolo Vivancos, Eliana Pirolo. – São Paulo : Labrador, 2019.
  160 p.

Bibliografia
ISBN 978-65-5044-022-0

1. Doenças crônicas – Prevenção 2. Cuidado pré-natal 3. Hábitos de saúde em crianças 4. Hábitos de saúde em adolescentes I. Título II. Pirolo, Eliana

19-2312   CDD 616.044

Índice para catálogo sistemático:
1. Doenças crônicas – Prevenção

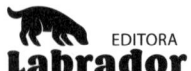
EDITORA Labrador

Editora Labrador
Diretor editorial: Daniel Pinsky
Rua Dr. José Elias, 520 – Alto da Lapa
05083-030 – São Paulo – SP
+55 (11) 3641-7446
contato@editoralabrador.com.br
www.editoralabrador.com.br
facebook.com/editoralabrador
instagram.com/editoralabrador

A reprodução de qualquer parte desta obra é ilegal e configura uma apropriação indevida dos direitos intelectuais e patrimoniais das autoras.

A editora não é responsável pelo conteúdo deste livro. As autoras conhecem os fatos narrados, pelos quais são responsáveis, assim como se responsabilizam pelos juízos emitidos.

Dedico esta obra ao grande amor da minha vida, Airton Saraiva Junior, companheiro de longa jornada, que desde sempre me incentivou a escrever um livro. O seu entusiasmo, dedicação e lealdade tornaram possível a realização de um sonho – deixar um legado para as gerações futuras!
    Minha gratidão eterna.

Eliana Pirolo

Ao Criador, agradeço a possibilidade do estudo, que dá forma às ideias e fortalece o entendimento, auxilia a evolução individual e, por conseguinte, da Humanidade, levando-nos invariavelmente ao mister de auxiliar ao próximo e de promover a saúde a todos, sem distinção. Esta é a nossa missão!

Agradeço ainda a Ele a saúde concedida e a força para superar as adversidades, impedindo que o trajeto perdesse o brilho. Ao invés de me deterem, impulsionaram-me com mais entusiasmo para a realização deste livro.

Aos meus pais, Hugo (*in memoriam*) e Jeanete, que proporcionaram as melhores condições para a minha formação, pela dedicação, carinho e amor de uma vida inteira, a minha eterna gratidão.

Ao meu esposo, Airton Saraiva Junior, pelo auxílio e companheirismo que foram decisivos para transpor mais esta etapa.

A todos os autores, construtores do conhecimento, que abriram caminhos para que este exemplar pudesse ser concretizado.

Aos amigos e familiares pelo carinho e disponibilidade de ajuda nas horas de maior necessidade e a todos que compartilham comigo esta existência e que de alguma forma colaboraram para o meu crescimento pessoal e para o desenvolvimento deste estudo... o meu muito obrigada!

Nossos agradecimentos especiais a Hugo Pirolo Sobrinho, pai e avô das autoras desta obra, que mesmo ausente se tornou presente a cada capítulo escrito, pois escolhemos um desenho feito por ele entre muitos outros para ilustrar o nosso livro. Sabemos que ele nos acompanha em cada passo do nosso caminho. Gratidão e saudades eternas!

Eliana Pirolo

A todas as pessoas que ajudaram a me tornar quem eu sou, principalmente, à minha família, que conseguiu me dar todo carinho, atenção, educação e todos os princípios!

Em especial ao meu pai Ederval e à minha mãe Rosana, amores da minha vida, que não pouparam esforços para que eu me tornasse uma pessoa feliz e saudável! E ao meu saudoso avô Hugo Pirolo Sobrinho, que sempre trabalhou em prol das pessoas mais carentes e plantou uma semente para que eu trabalhasse no Terceiro Setor.

Vanessa Pirolo Vivancos

A Deus por sempre me auxiliar nas escolhas da vida e por me dar forças para vencer todos os obstáculos.

À minha família pelo amor incondicional e pelo apoio nesta trajetória, que consiste no trabalho para que todas as pessoas com diabetes no país tenham o tratamento adequado.

Aos professores que contribuíram com conhecimento desde a minha tenra idade.

Aos amigos que, perto ou longe, compartilharam e compartilham suas experiências de vida e de conhecimento e que torcem pelo meu sucesso!

À ADJ Diabetes Brasil, que me acolheu e me deu asas para que eu pudesse crescer profissionalmente e fazer diferença na vida de tantas pessoas com diabetes. Em especial ao Gilberto Casanova, atual presidente, ao saudoso amigo Sergio Metzger e aos ex-presidentes da instituição: Ione Taiar Fucs e Carlos José Augusto da Costa. À equipe da comunicação: Paula Altendorf Bernordi, Debora Gisele Leoni e Luiz Kitamura, que estão sempre comigo em todas as iniciativas e me fazem crescer a cada momento.

À Novo Nordisk A/S, indústria farmacêutica dinamarquesa, representada por Flávia Bräkling, gerente de comunicação e de *public affair*, e Simone Tcherniakovsky, diretora de acesso ao mercado, relações institucionais e comunicação, pelo apoio para que esta obra pudesse ser concretizada.

À Editora Labrador pelo dedicado trabalho que consolidou o projeto.

Vanessa Pirolo Vivancos

SUMÁRIO

PREFÁCIO 9

APRESENTAÇÃO 11

CAPÍTULO 1. PREVENÇÃO DAS DOENÇAS CRÔNICAS DO ADULTO COM
ORIGEM NA INFÂNCIA 13
   Como chegamos a essa situação? 17

CAPÍTULO 2. A EVOLUÇÃO DA MEDICINA E A PUERICULTURA 21
   Evolução do olhar sobre uma criança ao longo dos séculos 27
   Puericultura no Brasil 29
   A Puericultura hoje – direito e autonomia 30

CAPÍTULO 3. DOENÇAS CRÔNICAS NÃO TRANSMISSÍVEIS 33
   Obesidade 35
      Diagnóstico 37
      A obesidade e a transição menopausal 38
      Obesidade infantil 41
   Hipertensão arterial sistêmica 42
   Sono 46
      Recomendações para uma boa noite de sono 46
   Diabetes 47
      Histórico 47
      Diabetes e seus desdobramentos 48
      Diabetes tipo 1 49
      Diabetes tipo 2 51
      Diabetes gestacional 52
      Diabetes Lada 52
      Diabetes Mody 53
      Diabetes *insipidus* 53
      Complicações 53
   Doenças cardiovasculares 58
   Câncer 62
   Doenças respiratórias crônicas 63

CAPÍTULO 4. CUIDADOS NA PRÉ-CONCEPÇÃO 65
   Tabagismo 67
   Exames físico e sorológico 79
   Vacinas 70
   Educação alimentar 70
   Atividade física 75

CAPÍTULO 5. CUIDADOS NA GESTAÇÃO 79
   Transformações no corpo da mulher 80
   Importância do pré-natal 82
   Caso específico 84
   Nutrição 85
   Atividade física na gestação 86
      Orientações a cada trimestre 86

CAPÍTULO 6. CUIDADOS PÓS-GESTACIONAIS 89
   Amamentação 90
   Dentição decídua 94
   Dentição mista 95
   Nutrição infantil 96
   Alimentação do bebê após os seis meses 96
      Água 98
      Proteínas 99
      Lipídeos 100
      Carboidratos 100
      Vitaminas 100
      Minerais 112
   Atividade física pós-parto 125
   Atividade física para crianças 126
      A partir dos seis meses 127
      A partir dos dez meses 127
      Um a três anos 128
      Quatro a sete anos 128
      Oito a onze anos 128
      Estímulo dos pais com relação à atividade física 128
   Imunização e prevenção de doenças infecciosas 130

CAPÍTULO 7. CUIDADOS NA ADOLESCÊNCIA 135
   Nutrição na adolescência 136
   Atividade física na adolescência 141
   Adolescentes com diabetes 142

CAPÍTULO 8. COMO PODEMOS TRABALHAR JUNTOS PARA PREVENIR AS DOENÇAS CRÔNICAS? 145
   Propostas 150

REFERÊNCIAS BIBLIOGRÁFICAS 153

PREFÁCIO

Dados estatísticos alarmantes apontam que a saúde do brasileiro não caminha bem; as principais doenças que atualmente acometem a população deixaram de ser agudas e passaram a ser crônicas. O Brasil vem enfrentando aumento expressivo do sobrepeso e da obesidade em todas as faixas etárias, e as doenças crônicas são a principal causa de mortes entre adultos.

Inúmeros trabalhos científicos comprovam a importância do período da infância e da adolescência para a saúde do indivíduo adulto e do idoso. Pensando nisso, as autoras deste livro procuraram levar informação sobre medicina preventiva às mulheres que pretendem engravidar, englobando exames, vacinas, alimentação e atividade física para que o organismo fique saudável, livre de qualquer infecção que possa prejudicar futuramente o bebê.

Além disso, nenhuma criança nasce com o "manual do proprietário". Dar à luz a um ser indefeso requer coragem, determinação e escolhas saudáveis. Mesmo que a vivência atual valorize mais a nossa comunicação por meio de internet, tablets, celulares etc. e permita falar com pessoas a milhas de distância, percebemos que nada se compara com a comunicação entre o filho e os pais. Por isso, os adultos devem servir de exemplo aos pequenos; não adianta querer filhos saudáveis se os estilos de vida dos pais deixam a desejar tanto na alimentação quanto na prática de exercícios físicos regulares.

Fazer as refeições em família e incentivar a prática de esportes em um ambiente de carinho e de acolhimento ajuda a criança a se transformar em um adolescente com referência positiva não somente com relação à saúde, mas com segurança para fazer boas escolhas que o levem à felicidade plena.

Partindo da premissa que evitar o adoecer é muito mais significativo do que tratar a doença, é preciso investir em prevenção, resgatando o valor da Puericultura, ciência e arte que se consolidou como instrumento fundamental para a saúde e o bem-estar de crianças e adolescentes em todo o mundo.

Mas só isso não basta! É preciso levar o conhecimento às pessoas para que possam fazer a sua parte e sensibilizar as autoridades, que, por meio de políticas públicas, possam impactar positivamente a sociedade.

Para que tal ação seja coroada de pleno êxito, nada melhor do que envolver todos os agentes transformadores do país, incluindo governo, parlamentares, profissionais de saúde, indústrias, outras associações, pessoas com doenças crônicas, influenciadores digitais e mídias.

Com todos envolvidos para o bem comum, este livro tem o propósito de ser uma ferramenta de transformação para uma sociedade mais saudável, justa, que traga mais qualidade de vida a todos os cidadãos abertos ao conhecimento e às mudanças sugeridas e que deixe um legado, inspirando cada leitor a valorizar a saúde como o maior patrimônio do Planeta!

Com carinho, as autoras Eliana Pirolo e Vanessa Pirolo Vivancos.

APRESENTAÇÃO

Ao pequeno ser que está se formando...

Como será que você é, hein? Fico horas imaginando, como será o seu rostinho, de tez clara como a da mamãe ou bronzeada como a do papai? Como serão os seus olhos, claros ou escuros? Imagino que sua boquinha seja vermelha e carnuda; seu narizinho, afilado ou arrebitado... os seus cabelos, então, como serão? Pretos anelados ou castanhos bem lisos? Sei lá, querido, ainda não consigo te imaginar...

Tudo isso, meu amor, não importa. Não coloquei como prioridade a sua beleza e, sim, que você nasça com saúde e seja uma criança feliz. Quero que você sinta desde já, no momento da sua concepção, as vibrações do nosso amor e o entusiasmo em recebê-lo em nosso mundo exterior, que às vezes se manifesta de forma rude, agressiva, mas que o acolherá de braços abertos para que também aprenda a lutar para sobreviver.

Meu anjinho, sei que ainda é muito cedo, mas quando conseguir ouvir o seu coraçãozinho bater, tenho certeza de que irei chorar de tanta emoção! Poderemos nos comunicar através dos pontapés que você irá dar no ventre da mamãe, e, dessa forma, sentirei a sua presença bem próxima.

Sabe, querido, aproveite bem esse seu "mundinho interno", a proteção oferecida pelo corpo materno que o espera; seja feliz, amado e desejado, durma, acorde, brinque, nade, chute a mamãe, converse com ela, enfim, faça tudo o que desejar, pois, quando você conhecer esse nosso mundo, sentirá profundas mudanças, que poderão proporcionar coisas maravilhosas! Você verá muitas cores, objetos, conhecerá o mar, o céu azul, as flores, os animais, o Sol. Quero que você tenha muitos amigos e que sejam realmente sinceros.

Quanto ao seu futuro, ainda não penso nele. Certamente, será um grande homem ou uma mulher notável; não quero que seja uma criança prodígio, um gênio ou superdotado. Desejo, sim, que você seja uma criatura maravilhosa como ser humano, dotada de personalidade marcante para escolher a sua profissão e o seu próprio destino e, acima de tudo, sensibilize-se com as injustiças do mundo em relação aos menos favorecidos, sendo útil à sociedade e, apesar de tudo, consiga ainda ser muito feliz!

Da titia que já te ama!

Eliana Pirolo

... E assim, em 15 de julho de 1981, os meus desejos foram atendidos; nasceu Vanessa, uma linda menina cujo crescimento tive o privilégio de acompanhar bem de perto, além do brilhante desempenho escolar e da profissão que escolheu abraçar – o Jornalismo. Ao longo do caminho, tornou-se uma ativista, representando inúmeras associações que defendem os direitos dos cidadãos com diabetes ao tratamento adequado.

Com grande satisfação, resolvemos escrever este livro juntas!

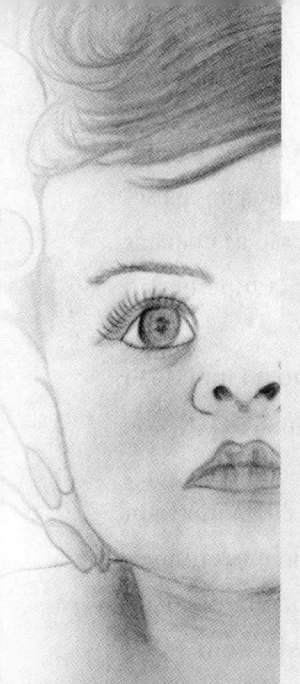

CAPÍTULO 1

PREVENÇÃO DAS DOENÇAS CRÔNICAS DO ADULTO COM ORIGEM NA INFÂNCIA

O Brasil, oficialmente a República Federativa do Brasil, o maior país da América do Sul e da região da América Latina, o quinto maior do mundo em extensão territorial, ficando atrás somente da Rússia, do Canadá, da China e dos Estados Unidos e, também, no ranking mundial, o sexto maior em população, tem passado por grandes mudanças políticas, econômicas, sociais e culturais nos últimos tempos, que evidenciaram transformações no estilo de vida das pessoas.

As principais doenças que atualmente acometem os brasileiros deixaram de ser agudas e passaram a ser crônicas. Apesar da intensa redução da desnutrição em crianças, as deficiências de micronutrientes ainda estão presentes em alguns grupos vulneráveis da população, como em indígenas, quilombolas, crianças e mulheres que vivem em áreas de risco. Simultaneamente, o Brasil vem enfrentando aumento expressivo do sobrepeso e da obesidade em todas as faixas etárias, e as doenças crônicas são a principal causa de mortes entre adultos. O excesso de peso acomete um em cada dois adultos e uma em cada três crianças brasileiras.

Entende-se por doenças crônicas não transmissíveis (DCNTs) a causa principal de mortalidade e de incapacidade prematura na maioria dos países ao redor do mundo, incluindo o Brasil. As mais prevalentes são as doenças cardiovasculares, o câncer, o diabetes *mellitus*, a obesidade, a hipertensão arterial e as doenças respiratórias crônicas.

As doenças crônicas causam 41 milhões de mortes por ano no mundo, o que equivale a 70% de todos os falecimentos. De acordo com a ONU, 85% desses óbitos ocorrem em países em desenvolvimento.

Dados do Ministério da Saúde, publicados em agosto de 2018, mostram que, em 2016, doenças cardiovasculares, câncer, diabetes e doenças respiratórias crônicas responderam por 421 mortes a cada 100 mil habitantes. Para efeito de comparação, até 2015, esse índice vinha em queda, com 418,9 mortes nessa proporção naquele ano.

Quando o Ministério da Saúde fez um filtro nesses dados, na população entre 30 a 69 anos, que engloba a faixa de mortes prematuras, o alerta se tornou ainda maior. Em 2016, a taxa foi de 354,8 mortes a cada 100 mil habitantes. Um ano antes, era de 350,7.

Com relação ao diabetes, de acordo com dados da Organização Mundial da Saúde, publicados em abril de 2017, o Brasil tem 16 milhões de pessoas com a condição. Estima-se que sete milhões delas não têm o diagnóstico da doença. Segundo levantamento da universidade britânica King´s College, divulgado em março de 2018, os gastos com diabetes no Brasil foram de 190 bilhões de reais em 2015. Outra pesquisa do Ministério da Saúde, divulgada em junho de 2018, analisada em 2010, apontou 54.877 mortes devido ao diabetes, e em 2016, o número passou de 61.300 pessoas, havendo, portanto, aumento de 12%. Algumas razões estão por traz desses números:

- aumento da população brasileira;
- a maioria da população com diabetes é tratada pelos médicos clínicos gerais, que não possuem conhecimento suficiente em diabetes para ajudar efetivamente no tratamento das pessoas;
- um estudo clínico controlado e randomizado, realizado na Clínica Ambulatorial de Diabetes do Hospital das Clínicas da Faculdade de Medi-

cina da Universidade de São Paulo, avaliou a adesão dos indivíduos com diabetes tipo 2 ao tratamento, mostrando que 77,2% não eram aderentes;
- um estudo transversal no Brasil, também realizado pela Universidade de São Paulo, com base nos prontuários dos pacientes relatou que 77% das pessoas com diabetes no ambiente de saúde pública eram não aderentes à sua medicação.

Na Assembleia da ONU ocorrida em 27 de setembro de 2018, os chefes de Estado concordaram em incluir leis robustas e medidas fiscais para proteger as pessoas contra o tabaco e os alimentos industrializados não saudáveis. Três medidas foram mencionadas incansavelmente por boa parte dos líderes dos países: restringir a propaganda de álcool, proibir a de tabaco e taxar as bebidas açucaradas.

Muito se falou sobre a importância de realizar parcerias entre o governo, a sociedade civil e o setor privado. Com relação a essas alianças, os discursos comentavam sobre a importância de a indústria reduzir o sal, os açúcares e as gorduras dos seus produtos. Destacaram a relevância de se incluir rotulagem nutricional em alimentos e restringir a comercialização de alimentos e bebidas não saudáveis para as crianças.

No evento, o então Ministro da Saúde, Gilberto Occhi, fez um discurso relatando o compromisso do governo brasileiro em aperfeiçoar as respostas multissetoriais às Doenças Crônicas, que incluem reduzir a mortalidade e aumentar a qualidade de vida. Mencionou também a importância de melhorar a prevenção das DCNTs e a promoção da saúde, além de aumentar o acesso a medicamentos e vacinas, e ressaltou que o governo entende a importância de envolver o setor privado, a sociedade civil e as universidades. Ressaltou seu empenho em auxiliar a segurança alimentar e nutricional, para diminuir a obesidade, falou sobre os progressos que o governo já teve nos últimos anos e destacou seu comprometimento em conter as mortes prematuras devido às doenças crônicas.

Os dados anteriores mostram que novas medidas precisam ser implementadas para mudar esta taxa de crescimento de mortalidade. Esse assunto será explorado no decorrer do livro.

Quanto à hipertensão arterial sistêmica, os dados estatísticos também são alarmantes. A Vigilância de Doenças Crônicas por Inquérito Telefônico (Vigitel) 2018 mostrou que a hipertensão arterial (HA) tem uma frequência de 24,7% na população brasileira, sendo maior entre mulheres (27,0%) do que entre homens (22,1%). Em ambos os sexos, essa frequência aumentou com a idade e alcançou o maior valor no estrato de menor escolaridade, diminuindo progressivamente nas faixas subsequentes. A frequência de adultos que referiram diagnóstico médico de hipertensão arterial variou entre 15,9% em São Luís e 31,2% no Rio de Janeiro.

Agora, com relação às doenças cardiovasculares (DCV) no Brasil, a estatística também é alarmante: 24% da mortalidade no mundo são causadas por DCV, sendo que 23,3 milhões de mortes são estimadas até 2030. Outro dado preocupante é que 80 mil mortes por ano no Brasil decorrem de infarto agudo do miocárdio. Segundo a Organização Mundial da Saúde (OMS), as desigualdades entre países do Norte e do Sul demonstram a queda de DCV em países de renda alta, enquanto a mortalidade tende a crescer em países de rendas baixa e média. As respostas sociais e políticas também variam e fazem a diferença. A partir da década de 1980, fala-se em síndrome metabólica para ressaltar a complexidade do problema, ainda que se considere difícil de caracterizá-la. Há diferenças étnicas, constitucionais, comportamentais e de vários critérios médico-científicos, que levam a grupos populacionais diversificados. O fato é que a concomitância de fatores de risco cardiovascular, como a hipertensão arterial sistêmica, a dislipidemia e o diabetes *mellitus*, aumenta a mortalidade, em particular, por doença cardiovascular, sem contar com o colesterol alto, a falta de atividade física e o não consumo de frutas e vegetais, a influência de fatores psicossociais, a obesidade abdominal, o tabagismo e o consumo inadequado de bebidas alcoólicas.

O estudo Vigitel veio corroborar os dados anteriormente citados e mostra que a taxa de obesidade no país passou de 11.8% para 19,8%, entre 2006 e 2018, simbolizando um aumento de 67%. No conjunto da população adulta estudada, a frequência de consumo regular de frutas e hortaliças foi de 33,9%, sendo menor entre homens (27,7%) do que entre mulheres (39,2%). Quando a pesquisa foi sobre a atividade física regular (150 minutos por semana), a prevalência foi de apenas de 38,1% da população.

A obesidade é um fator de risco importante por ser favorável a maiores taxas de hipertensão arterial, diabetes *mellitus* e dislipidemias que, com o passar do tempo, poderão levar às DCVs. Estas, por sua vez, incluindo infarto e Acidente Vascular Cerebral (AVC), são evitáveis com promoção da saúde, educação e controle sobre os fatores de risco. Para se ter uma ideia, o risco de uma pessoa ter um AVC pode ser reduzido em até 90% com mudança no estilo de vida (alimentação saudável, atividade física, controle da pressão arterial, das taxas de colesterol e glicemia, manutenção do peso e visitas periódicas aos serviços de saúde).

Como chegamos a essa situação?

Em paralelo ao processo de urbanização, intensificou-se a produção e a oferta de alimentos industrializados, favorecendo as modificações dos hábitos alimentares, com a presença cada vez maior dos mesmos na mesa dos brasileiros. Com isso, houve a desvalorização do homem do campo, uma vez que o alimento *in natura* se distancia cada vez mais do consumidor e passa a seguir outros circuitos, que visam à sua modificação pela indústria, aumento de tempo de prateleira, empacotamento e, por fim, ganho de espaço nos supermercados, locais com características muito semelhantes em todo o mundo, com as mesmas marcas, franquias e comidas, levando ao desaparecimento das características particulares de cada local, região ou país e contribuindo para a expansão generalizada de modos de vida globais.

A título de curiosidade, para melhor entender as mudanças ocorridas no país, na década de 1940, período em que a desnutrição foi encontrada em todas as regiões brasileiras, houve o cruzamento e a inversão de curvas como a de mortalidade e de natalidade e, aproximadamente, 69% dos brasileiros residiam na zona rural.

A maior parte da população economicamente ativa trabalhava na agricultura, na pecuária, na silvicultura (ciência dedicada ao estudo dos métodos naturais e artificiais de regenerar e melhorar os povoamentos florestais), nas atividades domésticas e nas escolares. Essas transformações ao longo do tempo transformaram as estruturas geradoras de renda, impactando no estilo de vida e no estado nutricional. O número médio de filhos por mulher em idade reprodutiva passou de 6,3, em 1940, para 1,8, em 2012.

Entende-se como desnutrição as diversas modalidades encontradas nas deficiências nutricionais ou na ausência de elementos importantes na alimentação. Ela se manifesta na forma de doenças que podem ter origem no aporte alimentar insuficiente, tanto quanto no desmame precoce, na higiene precária, nas infecções persistentes, que comprometem o aproveitamento biológico dos alimentos, excesso alimentar com carências específicas, entre outros.

A melhora nas condições de vida e de saúde, saneamento básico, escolaridade, moradia, acesso a serviços, avanço da tecnologia, desde os antibióticos e os anticoncepcionais até a era da genética, além de mudanças socioculturais, como a inserção da mulher no mercado de trabalho, a urbanização e a convivência com outras doenças são alguns aspectos que contribuíram para o cenário atual.

Ao longo do tempo, foram encontradas diversas carências nutricionais, como deficiências de sódio, ferro, iodo, vitamina B1 e déficits proteico e calórico, que se manifestaram nas formas mais graves da desnutrição (marasmo), além das endemias, como as verminoses, as esquistossomoses, a Doença de Chagas e a malária.

Comparando os resultados do *Estudo Nacional de Despesa Familiar*, do Instituto Brasileiro de Geografia e Estatística (IBGE), publicado em 1976, e a *Pesquisa Nacional sobre Democracia e Saúde*, publicada pelo Ministério da Saúde (MS) em 1996, "também se observou o declínio da desnutrição com redução de aproximadamente 72% do déficit de estatura em crianças. As maiores variações aconteceram na zona urbana em relação à rural, sendo que as diferenças do campo em relação à cidade aumentaram ao longo dos três períodos em cerca de 50%"[1].

---

1. SOUZA, Nathália Paula de et al. A (des)nutrição e o novo padrão epidemiológico em um contexto de desenvolvimento e desigualdades. *Ciênc. saúde coletiva*, Rio de Janeiro, v. 22,

Por outro lado, o excesso de peso entre meninos e meninas de 5 a 9 anos aumentou notadamente, e também entre adultos (homens e mulheres), como mostram os estudos mencionados. De acordo com a pesquisa *Tendências recentes das doenças crônicas no Brasil*, realizada por Mauricio Barreto e Eduardo Carmo (1998, p. 15-27), "a mortalidade por doenças crônicas não transmissíveis aumentou em mais de três vezes, entre as décadas de 1930 e 1990".

Dentro desse novo contexto, as evidências científicas recentes têm demonstrado que muitas das doenças crônicas não transmissíveis têm as suas raízes na infância. Por essa razão, a pediatria tem de utilizar a Puericultura como instrumento primordial de prevenção, evitando, dessa forma, que essas doenças ocorram no adulto, atuando nas mulheres antes da concepção.

É de consenso geral que os fatores de risco para as DCNTs são bem conhecidos, dentre eles, os genéticos, a inatividade física, a obesidade, os hábitos dietéticos não saudáveis, o alcoolismo e o tabagismo. O estilo de vida, como as preferências alimentares e o comportamento sedentário, começa a ser estabelecido muito cedo na infância, haja vista que a mudança dos hábitos não saudáveis na vida adulta é uma meta de difícil alcance.

Afora os fatores de risco conhecidos para as DCNTs, sabe-se agora que também os agravos no início da vida, especialmente os nutricionais e infecciosos, representam importantes causas para a ocorrência das doenças cardiovasculares. Estudos epidemiológicos apontaram que indivíduos nascidos com baixo peso apresentaram maior risco para doenças cardiovasculares. Admite-se hoje que a subnutrição fetal, durante períodos críticos do desenvolvimento, pode levar a efeitos permanentes na diferenciação celular, propiciando um "fenótipo econômico" para fazer frente a essa restrição nutricional.

Além do baixo peso ao nascer por retardo do desenvolvimento, o crescimento rápido nos primeiros meses de vida parece propiciar ao bebê um acúmulo do tecido adiposo visceral, fornecendo as bases para uma futura resistência à insulina e maior propensão para as DCNTs.

---

n. 7, p. 2257-2266, jul. 2017. Disponível em: <http://www.scielo.br/scielo.php?script=sci_arttext&pid=S1413-81232017002702257&lng=pt&nrm=iso>. Acesso em: 10 out. 2019.

Sabemos que, com os avanços da tecnologia, a criança de hoje será o adulto de 100 anos amanhã. E, para favorecer uma longevidade com saúde, é preciso que a medicina preventiva atue desde a mais tenra idade — até mesmo antes da concepção.

Com base nas estatísticas tão alarmantes com referência à saúde da população brasileira e partindo da premissa de que evitar adoecer é muito mais significativo que se tratar, enaltecer a importância da medicina preventiva e levar o conhecimento às pessoas para que possam colaborar na prevenção das doenças crônicas, sensibilizando as autoridades, são os objetivos das autoras deste livro.

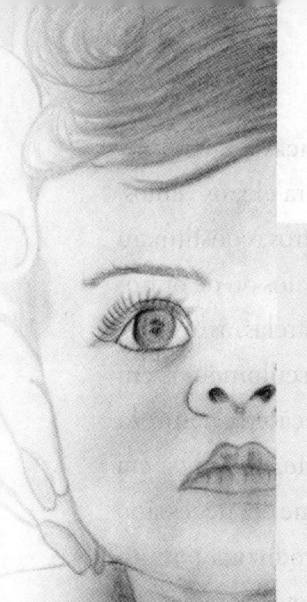

CAPÍTULO 2

A EVOLUÇÃO DA MEDICINA E A PUERICULTURA

Assim que o homem se preocupou em buscar uma relação entre a saúde e a doença, entre a vida e a morte, definiram-se os rudimentos do que seria a nossa atual Medicina. Com os poucos recursos de que dispunha, o homem primitivo baseou suas ideias na estreita relação que tinha com a natureza, já que com ela interagia o tempo todo e dela dependia completamente. Tratou então de comparar as enfermidades com mudanças que observava no meio ambiente e de buscar medicamentos que se assemelhavam de alguma maneira às manifestações das doenças, como o sumo de Chelidonium majus de cor amarela esverdeada para o tratamento das icterícias. Como agrupava as enfermidades por aquilo que apresentavam de semelhante, serviu-se dos elementos naturais e passou a classificar os indivíduos, seguindo padrões inicialmente, apenas morfológicos, semelhantes aos elementos mais básicos da natureza que o cercava. Esses traços de sistematização primitiva foram encontrados em diferentes culturas e épocas da história da humanidade (Maffei, 1978).

Assim, o homem primitivo, devido à inexperiência, explicava os fenômenos da natureza confundindo a vida com o movimento; para ele, os ventos, as tempestades, as nuvens, os tremores de terra, dentre outros, constituíam os sinais visíveis de deuses malévolos, de demônios, de espíritos ou de outros agentes sobrenaturais. Por isso, ele adorou o Sol, a Lua, as estrelas, as árvores, os rios e também as serpentes, os bois e outros animais, esculpindo-os em pedra ou em troncos de árvores, passando assim da adoração da natureza à adoração dos fetiches. Com essa mentalidade dominante, a doença era também considerada como a obra de um espírito maligno que era necessário aplacar por meio de holocaustos e sacrifícios ou, então, produzida por um inimigo humano, possuidor de poder sobrenatural, que devia ser afastado por meio de apropriados sortilégios e feitiçarias. Resultaram dessas ideias os "Doutores Feiticeiros", que usavam no tratamento das doenças os ritos dos sacerdotes nas práticas religiosas.

Em todas as sociedades primitivas, o sacerdote, o médico e o mago eram uma só pessoa. Havia duas espécies de magia: a magia negra, que determinava sede, fome, miséria e até a morte, e a magia branca, que afastava esses males e produzia outros bens; a terapêutica se confundia então com a magia branca.

Em síntese, nos primórdios da civilização, a Medicina, a magia e a religião eram inseparáveis e, assim, mantiveram-se na Antiguidade Oriental.

A "Medicina Científica" começa verdadeiramente no Período Histórico da Grécia, durante o governo de Péricles (c. 492-429 a.C), quando aparece a figura de Hipócrates, que viveu de 460 a 370 a.C.

Na época de Hipócrates, as escolas filosóficas consideravam a Natureza constituída pela mistura dos chamados elementos: terra, água, fogo e ar. Conforme a mistura desses elementos, resultavam as qualidades: seco, úmido, quente e frio. O "Pai da Medicina" relacionou os quatro elementos aos quatro humores do corpo humano: sangue, fleugma, bile amarela e bile negra ou atrabile (do latim *atra* = negra).

O sangue foi descrito quanto à cor e à viscosidade, da mesma forma como o conhecemos na atualidade; a "fleugma", constituída pelo muco nasal ou pitúita, era produzida no cérebro, descendo através do etmoide: a bile amarela, que também é conhecida hoje, era produzida no fígado, merecendo especial consideração por emprestar aos vômitos suas propriedades características; finalmente a bile negra ou atrabile era produzida no baço e dava mau prognóstico.

Não se tem informação mais precisa sobre este último humor, entretanto, parece se tratar de hemorragias das partes altas do tubo digestivo, que se manifestam sob a forma de vômitos de material com aspecto de borra de café, verificáveis em indivíduos com aumento de volume do baço (Maffei, 1978).

Hipócrates considerava o homem um microcosmo que reproduzia fielmente a constituição do macrocosmo (meio ambiente); pensava que o equilíbrio dos humores teria a propriedade de conferir perfeito estado de saúde (estado temperado); quando um predominasse sobre os outros, o indivíduo contrairia características patológicas do humor excedente, apresentando, portanto, o temperamento do humor dominante.

Tais são as bases da primeira doutrina médica sobre a doença que, devido à importância nela atribuída aos humores ou líquidos do organismo, recebeu o nome de Patologia Humoral. Embora modificada em alguns pontos pelos discípulos de Hipócrates, essas ideias sobre as doenças mantiveram-se até o século XV.

Para o célebre médico grego Hipócrates era indiscutível a influência dos agentes cósmicos na biologia humana, pois: "O Homem faz parte da Natureza e, portanto, recebe todos os estímulos dela; além disso, se os fenômenos cósmicos influem na vida dos vegetais e dos animais, por que não devem influir também na vida da espécie humana?".

Antigamente, dava-se importância capital aos astros e às estrelas, bem como a outros fenômenos climáticos como fator de moléstias, de tal modo que houve época em que as doenças eram tratadas pelos astrólogos.

A luz da Lua era considerada capaz de determinar a loucura e daí derivou o nome de "lunático" aos psicopatas; por outro lado, foi também atribuído a ela o dom de curar determinadas doenças. Atribuía-se a variabilidade da saúde, da força e da potência sexual às fases da lua. A menstruação era relacionada ao ciclo lunar, sendo a lua cheia símbolo da libido e do maior número de partos; o quarto crescente estava associado ao maior nascimento de meninos; a menarca, isto é, o início do ciclo menstrual, à lua cheia ou nova. Na Idade Média, contraindicava-se a sangria na lua cheia e na maré alta.

A influência do universo no organismo humano, além da ação do Sol e da Lua, pode também ser observada de outras formas como pelo ritmo do tempo, pelas condições atmosféricas e pela ação dos raios cósmicos.

O ritmo do tempo é marcado pela evolução do dia, das semanas, dos meses, das estações e dos anos. O dia é sinalizado pelas 24 horas em que a Terra realiza o seu movimento de rotação em torno do seu eixo; durante essa evolução verificam-se diversas modificações do estado fisiológico: a pressão arterial se eleva, o pulso aumenta e há vasodilatação durante as 19 horas diurnas, enquanto, nas horas da madrugada, essas funções decrescem ao mínimo; o aparelho respiratório apresenta também a máxima atividade durante o período diurno, enquanto no noturno há redução do consumo de oxigênio e, consequentemente, na eliminação de gás carbônico.

A atividade do aparelho digestivo diminui durante o período noturno, sendo que o fígado produz a bile somente durante o dia e à noite realiza a função glicogênica. No aparelho urinário, o máximo da eliminação de urina é diurno. No sangue, o número de hemácias está aumentado pela manhã, enquanto os leucócitos aumentam no período da tarde. As glândulas de secreção interna também apresentam modificações no seu funcionamento no decorrer do dia; as suprarrenais, por exemplo, aumentam a produção dos seus hormônios durante a noite. A frequência dos partos é mais noturna. Finalmente, a morte do indivíduo também está relacionada ao horário da jornada, tendo-se verificado que a maioria dos falecimentos se dá na madrugada ou no entardecer.

As quatro estações do ano correspondem também a variações fisiológicas do organismo dos seres vivos e, por conseguinte, fatores de manifestações patológicas.

No outono e no inverno, há diminuição das atividades biológicas, de tal modo que diversos animais passam esse período nas suas tocas sonolentos em completo repouso, é a hibernação. O Homem também apresenta nessa época maior necessidade de dormir, ocorrendo diminuição da temperatura corporal, bem como do seu metabolismo; por isso, tem a necessidade de se alimentar mais. Quanto às afecções, verifica-se nesse período maior incidência de gripe, pneumonia, reumatismo, dentre outras. Certas doenças crônicas, como a tuberculose, evoluem mais favoravelmente no inverno, o mesmo acontecendo com as doenças mentais.

Na primavera e no verão, há acentuada exaltação das atividades biológicas, sendo também a época de guerras e revoluções. As doenças mentais aumentam nesse período ou se agravam.

No verão, observa-se a descompensação dos cardíacos, maior incidência do edema pulmonar agudo e piora dos quadros de hipertensão, devido às grandes variações da pressão atmosférica.

À medida que as descobertas científicas em todos os ramos da Biologia se tornaram conhecidas, as influências cósmicas na nossa vida foram cada vez mais postas de lado e hoje não se faz a mínima referência a elas, com exceção à Homeopatia, ciência que veio resgatar o poder de observação perdido pelos médicos "entorpecidos" pelo excesso de tecnologia instrumentada, e o Homem voltou a ser visto como um todo na sua integralidade e não mais de forma fragmentária.

Conforme se verificou na revisão da literatura, a história da Medicina foi marcada por diversas etapas do pensamento humano que tinham como finalidade curar, remediar ou evitar o sofrimento do Homem. As doutrinas baseadas na observação dos fatos tiveram o grande mérito de estimular as pesquisas, resultando em numerosos conhecimentos, que, reunidos e sistematizados, contribuíram para a formação das disciplinas: Anatomia, Fisiologia, Histologia, Embriologia, Química, Biologia, Genética, Bioquímica, Anatomia Patológica, Bacteriologia e Parasitologia (Microbiologia), Semiologia, Higiene e Farmacologia.

Todos esses conhecimentos nos mostraram que a doença resulta da alteração de fatores hereditários ou da reação do organismo à ação de causas exógenas, isto é, ambientais; e estas, por sua vez, atuam em terreno propício, representado pela constituição e predisposição, estabelecidas pela hereditariedade, agindo de determinado modo, do qual resultam alterações funcionais, morfológicas e psíquicas.

Houve um rápido e significativo avanço da ciência em geral e da Medicina em particular no século XX, ocasionando a mudança na vida humana e o surgimento de recursos diagnósticos e de tratamentos mais eficientes, haja vista as drogas antibacterianas e as imunizações, que revolucionaram a Medicina.

A partir de meados do século XX, a atenção do sistema de saúde voltou-se para o diagnóstico e o tratamento de um amplo espectro de doenças. A atividade médica, incluindo a Pediatria, voltou-se ao ensino e à prática da medicina curativa, deixando a preventiva em segundo plano. A Medicina tornou-se essencialmente "hospitalocêntrica", com atenção às pessoas com queixas e manifestações de doenças. Valorizou-se o binômio doença-tratamento, com menor atenção às causas básicas e sociais do processo "saúde-doença". Com isso, os profissionais da saúde infantil dedicavam mais tempo às atividades curativas, com menor tempo à Puericultura, área da Pediatria que visa à promoção da saúde e à prevenção de doenças. Usando como exemplo a mitologia grega, era como se Higeia, a deusa dedicada à preservação da saúde, perdesse para Panaceia, a deusa que promete um remédio para cada mal.

Essa Medicina primordialmente assistencial, com alta tecnologia, tornou-se muito cara. A distribuição desigual dos avanços científicos entre as nações e as classes sociais fez com que as prioridades da saúde infantil e do adolescente dependessem de políticas públicas, aumentando as questões éticas no exercício da profissão. Interesses econômicos viram no sistema de saúde uma grande oportunidade de ganhos, concorrendo para o enfraquecimento dos valores humanos, desde sempre ligados à Medicina.

Entretanto, não se podem negar os benefícios advindos da alta tecnologia, que resultaram no sucesso do tratamento de doenças tanto potencialmente fatais quanto das causadoras de deficiências temporárias ou permanentes. O progresso técnico-científico da Pediatria contribuiu para a redução anual de milhões de mortes em todo o planeta, mas, por outro lado, é um grande equívoco "esquecer" a prevenção. Por mais avançados que sejam os recursos diagnósticos e terapêuticos, não adoecer ou adoecer menos é mais significativo tanto para a qualidade de vida quanto para uma maior segurança de longevidade dos indivíduos.

Nas últimas décadas do século passado, uma crescente atenção voltou a ser dispensada à prevenção de doenças e à promoção da saúde com a mobilização de entidades importantes, como a Organização Mundial de Saúde (OMS), o Fundo das Nações Unidas para a Infância (Unicef) e associações pediátricas de vários países que estimularam a prática da Puericultura, remodelando, dessa forma, o sistema de atendimento médico. Em muitos países, foram criados novos programas de promoção da saúde com atenção à obesidade, ao sedentarismo, à nutrição saudável, ao desenvolvimento normal, à triagem e à prevenção de doenças, à educação, aos acidentes e aos distúrbios psicossociais, incluindo a violência contra as crianças e os adolescentes e ao uso de drogas.

Todos esses programas de incentivo à prática da Puericultura com a valorização do bem-estar da criança e do adolescente são promissores, mas nem sempre foi assim...

Evolução do olhar sobre uma criança ao longo dos séculos

Ao longo dos séculos, a humanidade conseguiu evoluir tanto na ciência como no seu aperfeiçoamento moral. Na pré-história, o ser humano só tinha instintos; com o passar do tempo, adquiriu sensações; e, com a instrução, desenvolveu sentimentos. Hoje busca tanto seu progresso material quanto sua felicidade. Sua relação familiar também sofreu transformações ao longo dos séculos.

Antes do século XV, a família não tinha uma função afetiva. Ela estava comprometida com a conservação dos bens, com a prática comum de um ofício, com a proteção da honra e da vida. A criança era um adulto em escala reduzida, assim que ficava em pé e já tinha certa estrutura, era comum que começasse a trabalhar tornando-se útil à família. Geralmente, ocorria esse acontecimento aos sete anos.

Já no século XVII, ocorreu um marco na evolução dos sentimentos em relação à infância. O seu conceito começou a mudar com o resultado da atuação da Igreja no processo de escolarização, que a associava à imagem dos anjos, sendo um sinônimo de inocência e pureza, e com influência da importância da higienização e da vacinação.

Dessa forma, a família transformou seu olhar em uma relação de afeto necessária entre seus membros. A percepção com relação à criança foi mudando. Ela começa a ser valorizada, sua perda torna-se inestimável, principalmente a partir do século XIX.

Com a Revolução Industrial e com o desenvolvimento tecnológico, no século XX, a criança passa a ser o centro das atenções, principal motivo pelo qual os pais enfrentam jornadas de trabalho árduas. Eles inclusive se tornam mais emocionalmente sensíveis às necessidades das crianças e preenchem suas ausências na vida delas com mimos e com atividades extracurriculares bem repletas, como aulas de línguas e de esportes, no caso de famílias mais abonadas.

Uma preocupação recorrente no século XX foi a possibilidade de evitar doenças por meio de medidas de higiene ambiental e pessoal, o que resultou no conceito de que o Estado tinha responsabilidade sobre a vida das pessoas. Assim, os médicos começaram a fornecer estatísticas e estudos, lançando alertas sobre a mortalidade infantil, a falta de condições de trabalho de mulheres e crianças. A Pediatria tornou-se uma especialidade médica, acompanhando a evolução de outras especialidades como: a Obstetrícia, a Ginecologia e a Psiquiatria. Surgem as primeiras publicações sobre as doenças infantis, em particular, aquelas relacionadas à alimentação e à amamentação.

Na França, a Pediatria desenvolveu-se notadamente nesse período, tanto nos aspectos clínico e cirúrgico como no preventivo, lançando as bases da Puericultura. O termo, que surge em 1762, consolida-se com a criação de ambulatórios para lactentes sadios. A "revolução pasteuriana" forneceu à Puericultura um corpo teórico, que redefine a etiologia das doenças, extraindo o conceito sobre a relação infecção-imunidade e incorporando os fundamentos das técnicas de antissepsia. Constituiu-se na reorganização de uma série de conhecimentos incorporados ao saber médico, tais como as necessidades nutricionais do organismo humano, a fisiologia da digestão, os cuidados gerais necessários para se evitar a contaminação de alimentos, as doenças infecciosas e suas vacinas, transformando-as em regras, que definiam a melhor forma de tratar uma criança nos primeiros anos de vida.

No Brasil, a Pediatria constituiu-se formalmente em especialidade no ano de 1882, na Escola de Medicina do Rio de Janeiro. Notou-se, em 1920, que a mortalidade infantil era um grave problema de saúde pública.

Puericultura no Brasil

Por um longo período, a Puericultura não reconheceu a diversidade social e cultural, reproduzindo normas de enunciados fechados, admitindo uma única forma como sendo a correta para se educar a criança do ponto de vista mental, psicológico e emocional. Ao longo dos anos, seu conceito se transformou, firmando-se com caráter científico, deixando de ser estritamente médica e passou a ser desenvolvida por uma equipe multiprofissional, em parceria com as famílias e as comunidades.

A emergência de programas materno-infantis, na década de 1970, configurou-se como uma das tentativas de racionalizar e implementar políticas sociais que respondessem de alguma forma aos movimentos populares por saúde.

Na década de 1980, as Ações Básicas de Saúde na Atenção Integral à Saúde da Criança definem normas e priorizam o desenvolvimento das políticas públicas voltadas à criança no acompanhamento do crescimento e do desenvolvimento, aleitamento materno, controle de doenças diarreicas, controle de infecções respiratórias agudas e controle de doenças imunopreveníveis. O movimento da reforma sanitária, a redemocratização do país, dentre outros fatores, determinaram mudanças no sistema de saúde que se concretizaram na criação do Sistema Único de Saúde (SUS), em 1988: "a saúde é direito do cidadão e dever do Estado", uma das mais importantes conquistas de nossa sociedade.

A Puericultura hoje – direito e autonomia

Esse longo processo de mudanças revela a complexidade de fatores envolvidos e sua relação com questões da sociedade como um todo. O olhar crítico da história da Puericultura, por sua vez, leva a uma maior compreensão das suas limitações no dia a dia. A compreensão de que a Puericultura passa a ser constituída por normas concebidas em diferentes momentos históricos e por diversos interesses, pode ajudar o pediatra a encontrar formas menos autoritárias e rígidas de transmitir suas condutas, partindo do processo de decisão médica da realidade concreta das famílias.

A proposta da Puericultura atual é cuidar da criança para que ela cresça com saúde e integrada em seu ambiente, de modo que, ao final do crescimento e do desenvolvimento, atinja a idade adulta com saúde, autonomia, autoestima, solidariedade, criatividade e felicidade, resultantes da aquisição da capacidade de resiliência.

A moderna Puericultura estende-se desde o período pré-natal (inclusive pré-concepcional) até o final da adolescência. Esse longo período exige uma periodicidade de consultas, cujos intervalos variam entre os diversos serviços e países. Várias instituições governamentais e privadas, como a Academia Americana de Pediatria e, entre nós, a Sociedade Brasileira de Pediatria, propuseram uma periodicidade das consultas de Puericultura e diretrizes específicas para cada idade, sugerindo um calendário, onde estão inclusas 33 consultas, incluindo a do pré-natal e a do recém-nascido na maternidade. Nos primeiros seis meses de idade, são mensais e, dos sete até os 18 meses, trimestrais; em seguida, semestrais até os quatro anos; e, dos cinco aos dezenove, anuais.

Vale lembrar que a periodicidade das consultas poderá ser alterada de acordo com as necessidades individuais de cada criança. De modo geral, pode-se considerar a população de crianças e adolescentes constituída de: crianças sem riscos (sadias), crianças em risco (biológicos ou sociais) e crianças com necessidades especiais.

As crianças consideradas sem riscos devem ser monitoradas segundo o calendário padrão de controles e manter a habitual orientação para cada idade cronológica. As crianças consideradas em risco (casos de idade gestacional menor que 37 semanas; baixo peso ao nascimento; dificuldades com a lactação materna; mães ausentes, com baixa escolaridade, adolescentes, com risco de adesão a drogas; famílias com dificuldades econômicas; relação afetiva não adequada entre pais e filhos; crianças com antecedentes de doenças crônicas, desnutridas ou obesas; e outras situações clínicas específicas) podem necessitar de uma periodicidade diferente do calendário padrão de Puericultura. As crianças com distúrbios hereditários ou congênitos necessitarão da participação de especialistas que trabalharão em conjunto com o puericultor. Apesar de lindas publicações de competentes pediatras exaltarem a eficiência e eficácia da Puericultura, em nosso país ainda se investe muito mais na medicina curativa do que na preventiva, apesar desta última ser economicamente mais barata. Esse fenômeno pode ser explicado pelo modelo educacional formativo a que fomos e continuamos sendo submetidos, seja na área de saúde, ou não, essencialmente positivista, em que se busca uma explicação racional, quase "matemática" para tudo o que se observa e que se quer comprovar.

Trabalhando dessa forma na área de saúde, no entanto, alguns mestres formadores parecem esquecer-se de que o objeto de seu estudo e atuação é o ser humano, ser este que ainda não se conseguiu sequer estabelecer corretamente a sua origem e que devemos ter consciência de que nos resta muito a entender. Tentar "encaixá-lo" em um modelo concreto e único de funcionamento implicaria em deixar de observar características ligadas ao seu "eu" particular, ao individualismo desse ser integrado em seu todo, nas suas sensações e funções.

Ver a pessoa como um todo é enxergá-la através de muitos "olhos", por muitas perspectivas, é refletir em múltiplas direções. E sobre esse prisma é que a Puericultura deve atuar, enxergando cada indivíduo na sua totalidade. E quanto aos médicos, estes precisam resgatar o poder de observação perdido pelo excesso de tecnologia instrumentada, que os levaram a se afastar mais e mais dos conceitos de totalidade que o homem antigo possuía.

A verdadeira viagem de descobrimento não consiste em procurar novas paisagens, mas em ter novos olhos.
Marcel Proust

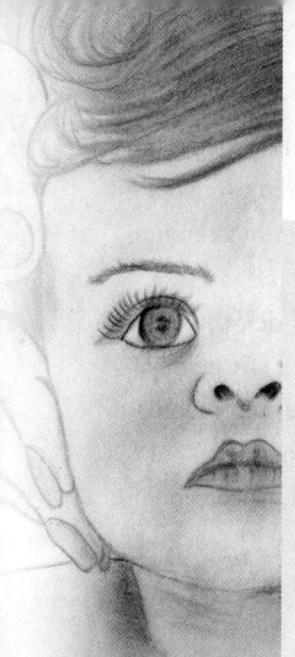

CAPÍTULO 3

DOENÇAS CRÔNICAS NÃO TRANSMISSÍVEIS

A hipertensão arterial, o diabetes, os cânceres e as doenças respiratórias crônicas representam as principais doenças crônicas não transmissíveis (DCNT). Consideradas silenciosas, devido ao seu desenvolvimento ao longo da vida, são responsáveis por 72% do número de óbitos no Brasil. Segundo o Ministério da Saúde, aproximadamente, 57,4 milhões de pessoas possuem pelo menos uma DCNT no país. Em 2011, esse ministério lançou o seu Plano de Ações Estratégicas para o Enfrentamento das Doenças Crônicas Não Transmissíveis, enfatizando ações populacionais para controlar prioritariamente as quatro doenças. Para isso, a Organização Mundial de Saúde (OMS) elegeu também como alvo seus quatro principais fatores de risco – fumo, inatividade física, alimentação inadequada e uso prejudicial de álcool.

O fumo é responsável por 90% dos casos de câncer de pulmão, por 42% das doenças respiratórias crônicas e por quase 12% das doenças cardiovasculares. Inatividade física aumenta em 20% a 30% o risco de mortalidade. Os hábitos alimentares adotados nas últimas décadas podem ser prejudiciais de várias formas. Por exemplo, o consumo excessivo de sal aumenta o risco de hipertensão e eventos cardiovasculares, a alta ingestão de carnes vermelhas, de carnes processadas e de gorduras trans está relacionada às doenças cardiovasculares e ao diabetes. Em contrapartida, o consumo regular de frutas e legumes diminui o risco de doenças coronarianas e de câncer gástrico e colorretal.

Estima-se que, entre os óbitos causados por álcool, mais de 50% deles estejam inclusos nas DCNT, como os diversos tipos de câncer e cirrose hepática. O uso prejudicial de álcool pode ser avaliado também pelos problemas associados a esse hábito. Dados de inquéritos nacionais estimam que 25% dos adultos relatam pelo menos um problema de natureza social, ocupacional, familiar, legal ou física relacionado a seu uso, e que entre 9% e 12% de toda a população adulta do país apresenta dependência de álcool.

Ao destacar os quatro fatores de risco, a OMS também frisou o papel dos determinantes sociais na causalidade das DCNT. Sua Comissão de Determinantes Sociais debateu, em 2012, estratégias preventivas que visam reduzir iniquidades sociais. Estudo realizado em Porto Alegre[2] mostrou que a mortalidade, atribuível às doenças cardiovasculares em indivíduos entre 45 e 64 anos, era 163% mais alta nos moradores de bairros classificados no pior quartil socioeconômico do que naqueles situados no melhor quartil.

A proposição de um plano de enfrentamento para as DCNT fundamenta-se em estratégias preventivas precoces, que garantam, por exemplo, uma nutrição adequada durante a vida intrauterina, a infância e a adolescência para a prevenção futura de tais doenças no adulto.

Duas políticas públicas implementadas nas últimas décadas merecem destaque por sua provável contribuição para as tendências favoráveis à diminuição da mortalidade por DCNT (padronizada por idade): o combate ao fumo e a ampliação do acesso aos cuidados qualificados de atenção primária à saúde (APS).

O combate ao fumo é um exemplo de promoção à saúde bem-sucedida, lançando mão de ações legislativas (proibição de fumo em ambientes fechados) e de impostos (aumento considerável no preço do cigarro).

---

2. DUNCAN, Bruce Bartholow *et al*. Doenças crônicas não transmissíveis no Brasil: prioridade para enfrentamento e investigação. *Rev. Saúde Pública*. São Paulo, v. 46, supl. 1, p. 126-134, dez. 2012. Disponível em: <http://www.scielo.br/scielo.php?script=sci_arttext&pid=S0034-89102012000700017&lng=en&nrm=iso>. Acesso em: 15 out. 2019.

Entre 1989 e 2009, a prevalência de tabagismo diminuiu de 35% para 17%, o que poderia explicar, ao menos em parte, as quedas marcantes na mortalidade por doenças cardiovasculares e respiratórias crônicas observadas no período. É inegável o exemplo da primazia das ações populacionais sobre as individuais.

Segundo resultados da pesquisa Vigilância de Fatores de Risco e Proteção para Doenças Crônicas por Inquérito Telefônico (Vigitel), estudados entre 2006 e 2018 e publicados em julho de 2019, há indicadores desfavoráveis em relação aos fatores de risco, como obesidade, excesso de peso e diabetes. Esses dados mostram que a obesidade atinge um em cada cinco brasileiros.

Obesidade

A obesidade é um distúrbio no qual ocorre um excesso relativo ou absoluto na proporção de gordura corporal em relação à massa magra, coincidindo com o aumento do peso, embora essa condição possa não estar presente.

Para classificar um indivíduo como obeso, é necessário quantificar o quanto do seu peso é representado por gordura, já que um excesso de peso não necessariamente significa um excesso de gordura.

Devemos saber diferenciar a relação entre redução de peso e de gordura corporal que, na maioria das vezes, são utilizadas como sinônimos de forma errônea. É possível reduzir a gordura corporal sem diminuir o peso quando ocorre ganho de massa muscular que pode ser superior ao peso de gordura reduzido, levando ao aumento do peso corporal total. É bom que se esclareça que a maioria das pessoas procura praticar exercícios para a redução dos números na balança, mas muitas vezes não é isso o que ocorre. Nossa massa corporal total é formada por músculos, ossos, vísceras; quando praticamos esportes, melhoramos a "performance" da musculatura, tornando o músculo mais rígido e desenvolvido (hipertrofia muscular) e, com isso, nos tornamos mais pesados na balança, mas com redução de medidas, o que é fácil de perceber vestindo nossas roupas.

Do ponto de vista energético, a obesidade é resultado do desequilíbrio entre as energias ingerida e despendida, isto é, ocorre um predomínio da entrada (influxo) sobre a saída (produção) de energia.

O influxo de energia é representado pelos alimentos que são classificados em três categorias químicas principais: carboidratos, gorduras e proteínas. Por meio da combustão completa de cada tipo químico de alimento, são fornecidas quantidades características de energia (1 g de carboidrato ou de proteína produz, aproximadamente, 4 kcal, enquanto 1 g de gordura produz cerca de 9 kcal).

A saída de energia pode ser dividida em vários compartimentos distintos e mensuráveis:

- **Metabolismo basal ou de repouso**: nesse processo, está incluída a energia gasta em diversas funções do organismo, como: a geração e a manutenção dos gradientes iônicos (energia potencial que está disponível para executar trabalho em processos celulares), a formação e a condução de sinais no sistema nervoso, o trabalho mecânico da respiração e da circulação de sangue, a produção de calor para a regulação da temperatura, a destoxificação e a degradação de substâncias. Portanto, o metabolismo basal representa o gasto mínimo de energia do organismo, que no adulto corresponde em média de 20 a 25 kcal/kg de peso corporal, quando o indivíduo se encontra em repouso; sofre influência da massa magra, idade, sexo, genética, temperatura corporal, hormônios tireoidianos, sono, temperatura do ambiente, dentre outros.
- **Termogênese induzida pela dieta**: corresponde à energia gasta após a ingestão alimentar no processo de absorção, digestão e destino dos alimentos ingeridos. É a principal forma de termogênese e representa de 5% a 15% do gasto energético diário. Sofre influência da quantidade da refeição, da genética, da idade e da sensibilidade à insulina.
- **Trabalho físico**: representa o componente mais variável do gasto energético e corresponde de 20% a 30% do gasto da energia diária de um adulto sedentário. Compreendem, nesta etapa, as atividades físicas voluntária e involuntária (movimentos irrequietos, manutenção de postura).

Sobre as causas que dão origem à obesidade, podemos afirmar que se trata de uma doença de caráter multifatorial, sendo provocada por fatores genéticos e ambientais.

Fica evidente a influência da genética, quando notamos a tendência de pais com obesidade terem filhos com a condição. Existem casos em que os fatores genéticos estão associados a síndromes com quadros clínicos bem definidos, em que a obesidade está quase sempre presente.

Em relação aos fatores ambientais, a dieta rica em gorduras associada ao consumo excessivo de carboidratos e sedentarismo é a receita ideal para o desenvolvimento da obesidade.

Diagnóstico

O diagnóstico da obesidade é predominantemente clínico e deve ser feito por meio de medidas antropométricas que ajudam a diferenciar se o indivíduo é obeso ou apenas está com sobrepeso.

As medidas de peso e altura são utilizadas para calcular o índice de massa corpórea (IMC).

O IMC é obtido dividindo-se o peso pela altura ao quadrado.

$$IMC = Peso\ (kg)\ /\ Altura^2$$

Se o indivíduo estiver com:
- Baixo peso, seu IMC será < 18,5.
- Peso dentro do padrão de normalidade, seu IMC poderá variar de 18,5 a 24,9.
- Sobrepeso (pré-obeso), o IMC estará entre 26,0 a 29,9.
- Obesidade classe I, seu IMC estará entre 30,0 a 34,9.
- Obesidade classe II, o IMC poderá variar de 35,0 a 39,9.
- Obesidade classe III ou mórbida, o IMC será maior que 40,0.

Outra medida importante que ajuda a detectar a obesidade é a **Cintura Abdominal (CA)**, ponto médio entre o último arco costal e a crista ilíaca, que está intimamente relacionada com os riscos de complicações associadas à obesidade. Homens com CA acima de 102 cm e mulheres acima de 88 cm são considerados como de alto risco para o aparecimento de complicações metabólicas.

Relação cintura-quadril é uma medida antropométrica que pode ser obtida dividindo-se a cintura abdominal pela medida do quadril na altura do trocânter femoral. Quando o excesso de gordura está mais concentrado na região abdominal ou no tronco, é definida como obesidade tipo andróide, também chamada de central, abdominal ou em maçã. É mais encontrada nos homens, mas não é exclusiva deles e está associada a complicações cardiovasculares e metabólicas da obesidade.

Quando o excesso de gordura se concentra na região dos quadris, é chamado de obesidade ginóide, periférica ou em pera. É mais encontrado em mulheres, principalmente, na pré-menopausa, mas não é exclusivo delas. Está associado às complicações vasculares, ortopédicas e estéticas.

A obesidade e a transição menopausal

Estudos acadêmicos tentam esclarecer os efeitos da menopausa sobre os riscos metabólicos e cardiovasculares nas mulheres que se encontram nessa fase.

Não se sabe se a deficiência do hormônio estrogênio, o envelhecimento ou a combinação de ambas as situações são fatores independentes para o agravamento dos distúrbios metabólicos. A ciência já comprova que na menopausa há uma redução do gasto energético do metabolismo basal, uma acelerada perda de massa magra com aumento da adiposidade central e dos níveis de insulina de jejum.

Como já foi dito anteriormente, a quantidade de massa magra é a principal responsável pelas variações do metabolismo basal diário, que declina com o avançar da idade (2% a 3% por década) e onde predomina a oxidação de gorduras. Com a sua perda, aumenta a oxidação a partir de carboidratos, diminuindo o consumo de ácidos graxos. Estudos mostram que o exercício físico, em especial a musculação, pode reverter esse quadro.

Dados na literatura comprovam que mulheres menopausadas acima do peso têm maior nível plasmático de testosterona em relação às que se encontram dentro do peso. Esse aumento da androgenicidade pode estar associado ao grau de obesidade e à distribuição de gordura predominantemente abdominal. Além disso, a queda do estrogênio causa uma diminuição da atividade dos receptores hepáticos para o LDL colesterol (colesterol ruim), agravando ainda mais o perfil lipídico.

Enfim, a grande maioria dos dados aponta que a transição menopausal é um importante fator agravante e desencadeante da obesidade e de suas consequências.

Numerosos trabalhos científicos comprovam a associação da obesidade com outras doenças, como o diabetes *mellitus* tipo 2, a dislipidemia, a hipertensão arterial sistêmica, a colelitíase (cálculos na vesícula biliar), as neoplasias (cânceres), a apneia obstrutiva do sono, os distúrbios respiratórios e as doenças cardiovasculares.

A obesidade abdominal está associada ao quadro de resistência à insulina, redução dos níveis de HDL, hipertrigliceridemia, hipertensão arterial sistêmica, que culminam no desencadeamento da Síndrome Metabólica (antigamente denominada Síndrome X).

Chamamos de Síndrome Metabólica (SM) um conjunto de fatores de risco que levam ao aumento da ocorrência de doenças cardiovasculares. É uma doença da civilização moderna associada à obesidade, como resultado da alimentação inadequada e do sedentarismo.

O paciente terá SM quando for acometido de três dos cinco sintomas:
- Obesidade Central: circunferência da cintura superior a 88 cm na mulher e 102 cm no homem.
- Hipertensão Arterial: PAS > 130 mmHg e PAD > 85 mmHg.
- Glicemia: acima de 110 mg/dl ou diagnóstico de diabetes *mellitus*.
- Triglicérides: acima de 150 mg/dl.
- HDL colesterol: abaixo de 40 mg/dl em homens e 50 mg/dl em mulheres.

É possível prevenir a síndrome. Siga essas orientações para adquirir hábitos saudáveis:

- Evite os carboidratos simples (refinados, açucarados e brancos), pois eles aumentam a glicemia rapidamente, demandando altas quantidades de insulina, na maioria das vezes indisponível em indivíduos com diabetes. Portanto, arroz branco, pães e todos aqueles feitos com farinha branca devem ser consumidos com moderação.
- Dê preferência aos carboidratos complexos (integrais). Devido à presença de fibras, promovem a liberação de glicose mais lentamente e, por consequência, requisitam menos insulina endógena no DM2 e exógena no DM1. Utilize arroz integral, aveia, quinoa em flocos, massas integrais, leguminosas (feijão, lentilha, grão de bico).
- Opte por peixes ricos em ômega-3 (salmão, cavala, arenque).
- Reduza a quantidade de sódio (sal), evitando a retenção hídrica e consequente aumento da pressão arterial.
- Utilize muitos vegetais folhosos, frutas e verduras (especialmente espinafre, couve e brócolis). Eles possuem vitaminas, sais minerais e pouquíssimas calorias – isso significa que é possível comer muitas frutas e verduras, saciar-se e ver grandes alterações na linha da cintura, pois esses alimentos colaboram na eliminação daqueles "quilinhos a mais".
- Acostume-se a consumir oleaginosas (nozes, castanhas-do-pará, castanhas-de-caju, amêndoas, avelãs, macadâmias). Elas colaboram para o controle glicêmico em indivíduos com diabetes tipo 2. São ricas em fibras, minerais, como magnésio, zinco, cálcio, potássio, selênio, e ótimas fontes de gorduras monoinsaturadas e poli-insaturadas, as "gorduras boas" que protegem o coração. A recomendação é consumir uma porção diária de oleaginosas *in natura*, sem sal. Pelo fato de serem calóricas, deve-se consumir um tipo delas por dia. Há, na literatura, algumas controvérsias quanto à quantidade recomendada para se obter os benefícios desejados. Porém, há um consenso entre os nutricionistas de que até duas unidades de castanha-do-pará diárias é o ideal para que o organismo absorva a quantidade de selênio desejável. Quanto às demais oleaginosas citadas, quatro unidades é o suficiente.
- Evite os embutidos. Como se sabe, são alimentos industrializados ricos em gorduras saturadas, sal, açúcares, corantes, conservantes (nitritos e

nitratos), que no estômago transformam-se em nitrosaminas, substâncias altamente cancerígenas se consumidas de forma contínua e abundante.

É possível prevenir a Síndrome Metabólica. Faça a sua parte. Adote um estilo de vida saudável, alimentando-se de frutas, verduras, legumes e massas integrais. Os exercícios físicos são fundamentais. A recomendação da OMS é que se pratique 30 minutos de atividade física diários, pelo menos, cinco vezes por semana.

Não se esqueça de que a frequência de sobrepeso aumenta com a idade e atinge um pico dos 45 aos 54 anos nos homens e dos 55 aos 64 anos nas mulheres. Crianças que permanecem acima do peso após os seis anos de idade têm um risco acima de 50% de se tornarem adultos com obesidade. Essa circunstância irá depender do grau de obesidade em que a criança se encontra e do número de parentes próximos com a condição.

Assim, ao identificar o ganho excessivo de peso nas crianças, procure orientação médica. Vale lembrar que se a causa for um distúrbio endócrino-metabólico, o diagnóstico e os tratamentos imediatos são ainda mais necessários.

Obesidade infantil

A incidência de obesidade infantil na faixa etária de cinco a nove anos gira em torno de 15% e de sobrepeso em 30%. Já, na adolescência, a obesidade atinge 11% e o sobrepeso, 25% dos jovens brasileiros, havendo, portanto, um crescimento de 50% nos últimos dez anos. A razão para tal fato se deve a motivos óbvios como o sedentarismo cada vez mais acentuado nas crianças, que passam horas a fio sentadas em frente ao computador, entretidas com os jogos de videogame, aliadas à pouca valorização da atividade física nas escolas públicas do país e, além disso, às mudanças dos hábitos alimentares, em que as famílias consomem cada vez mais alimentos industrializados processados e menos alimentos *in natura*, ou seja, ingerem menos frutas, verduras, legumes, peixes, grãos integrais, enquanto a ingestão de refrigerantes é abusiva.

Tentar controlar o sobrepeso e a obesidade na infância adotando hábitos saudáveis, como alimentação balanceada e a prática regular de esportes, irá garantir saúde na fase adulta; é por isso que os pediatras aconselham aos pais que sirvam de exemplo aos seus filhos, prestando atenção aos alimentos que serão servidos à mesa; muitas famílias brasileiras oferecem refrigerantes a crianças com menos de cinco anos de vida, sem contar que bolachas recheadas são consumidas por bebês com menos de dois anos de idade. Evite oferecer à criança alimentos gordurosos, como doces e frituras, e os substitua por frutas, legumes e verduras.

Pedimos aos pais que brinquem com seus filhos em parques, andando de bicicleta, jogando bola, enfim, que interajam ao ar livre combatendo o sedentarismo e limitem o uso de celulares e computadores. Trinta minutos de atividade física três vezes por semana reduz sensivelmente o risco de obesidade na infância e na adolescência. Brincadeiras de rua, em grupos, são positivas tanto para o físico quanto para o emocional; o incentivo dessas atividades possibilita uma maior socialização. Afinal, o isolamento provocado pela obesidade é natural, por se acharem diferentes do seu grupo.

A principal causa da obesidade é ambiental – alimentação inadequada e pouca atividade física. Menos de 10% dos casos se devem a doenças endocrinológicas. A hereditariedade pode ser um fator de risco, mas ela só se manifesta se o ambiente permitir, ou seja, a genética se desenvolve em um ambiente propício a ela.

Políticas públicas estão sendo realizadas no sentido de um maior controle na qualidade das merendas e dos alimentos oferecidos nas cantinas escolares, onde os teores de gordura e de açúcar são bem elevados. Interessante seria a proibição da veiculação de comerciais de programas de TV infantis "recheados" de tentadores salgadinhos com gorduras trans e doces enriquecidos com xarope de milho e frutose.

Hipertensão arterial sistêmica

A hipertensão é uma doença crônica, silenciosa e grave. Nove em cada dez hipertensos não têm sintoma algum. Segundo a Sociedade Brasileira de Hipertensão, atinge 30% dos brasileiros, chegando a 50% entre os mais velhos.

Nem mesmo crianças e adolescentes estão a salvo – em cerca de 5%, as artérias começam cedo a sofrer alterações. Muitas vezes, quando uma pessoa é diagnosticada com hipertensão, já apresenta danos no coração, nos rins e nos olhos.

Dizemos que um indivíduo é hipertenso quando, na maior parte do tempo e por um período longo, a pressão fica maior ou igual a 14 por 9, ou, como preferem os especialistas, 140 mmHg por 90 mmHg (milímetros de mercúrio).

Para entender melhor a importância da pressão arterial em nosso organismo, imagine que os cinco litros de sangue, que circulam em nosso corpo, têm de chegar a cada parte corpórea, com a ajuda dos rins, do cérebro e de hormônios, e, para isso, o coração trata de bombeá-los. Para que continue circulando, é preciso que ele exerça uma pressão sobre a parede interna das artérias, onde os vasos apresentam certa resistência a essa passagem. É esse jogo que determina a pressão. Quando tudo funciona bem, parece com um "encanamento" perfeito e cada célula recebe sua cota de oxigênio e nutrientes, graças ao comando do sistema nervoso simpático e parassimpático.

Lembrando: o sistema nervoso simpático é um dos componentes do sistema nervoso autônomo, responsável pelo controle involuntário de vários órgãos internos; atua de modo oposto ao parassimpático, ou seja, prepara o organismo para reagir a situações de medo, estresse e excitação, adequando o funcionamento de diversos sistemas internos para um estado de prontidão.

Assim, o sistema nervoso simpático é, basicamente, um sistema de excitação, que ajusta o organismo para suportar situações de perigo, esforço intenso, estresse físico e psíquico. Ele age ao nível dos diferentes aparelhos do organismo, desencadeando alterações diversas.

São exemplos da sua atuação: a dilatação pupilar, o aumento do diâmetro da traqueia e dos brônquios (aumentando a capacidade de débito respiratório), a taquicardia (elevação da frequência cardíaca, que acelera a circulação do sangue e o consequente aporte de nutrientes às células, incrementando a produção de energia), a estimulação da produção de adrenalina e noradrenalina nas glândulas suprarrenais, a intensificação da libertação da glicose armazenada no fígado, a diminuição dos movimentos peristálticos intestinais, a vasoconstrição da pele e o eriçar dos pelos e dos cabelos.

Dessa forma, quando estamos deitados e nos levantamos, por exemplo, o normal seria a gravidade "derrubar" a pressão e não conseguiríamos parar em pé. Essa condição não ocorre, pois o sistema simpático ordena às glândulas suprarrenais que produzam hormônios para promoverem a contração (compressão) das artérias, e, com isso, o sangue é direcionado a áreas importantes, como o cérebro, e conseguimos manter o equilíbrio.

Já o parassimpático, trabalhando de forma antagônica, manda, entre outras coisas, baixar o ritmo dos batimentos cardíacos e relaxar as artérias (dilatação).

Quanto mais cedo os especialistas conseguirem detectar a alteração, maior a chance de evitar que a doença se instale. Muitos são os fatores que podem desencadear a hipertensão, tais como a herança genética, o aumento do peso, o estresse acentuado, as irregularidades no sono, o sedentarismo, o barulho das grandes metrópoles, a dieta desbalanceada e os hábitos nocivos, como o fumo e o álcool. Portanto, mudanças no estilo de vida podem prevenir a instalação da doença, tais como a aquisição de hábitos saudáveis: a prática regular de atividade física, além de eliminar os quilos a mais, promoverá uma série de benefícios ao corpo e à mente, pois irá liberar as endorfinas que trarão a sensação de bem-estar, promoverá a estabilização da pressão arterial, evitará eventos cardiovasculares, melhorando também a circulação sanguínea, sem contar a melhora da autoestima e a prevenção de quadros depressivos.

Ajustes no cardápio, ou seja, a reeducação alimentar bem como a adoção de dietas específicas para os hipertensos, como a DASH, um plano alimentar que tem como principal objetivo prevenir a hipertensão arterial por meio de alimentos saudáveis e sem grandes restrições. A dieta surgiu de estudos americanos com o intuito de diminuir os níveis da pressão arterial dos hipertensos, tendo também como benefício a perda de peso, já que a proposta consiste na diminuição do consumo de sódio, gordura saturada e colesterol. Em contrapartida, deve-se aumentar o consumo de legumes, vegetais, frutas, cereais integrais, carnes magras e produtos lácteos com teor reduzido de gorduras. Nessa proposta alimentar, deve-se evitar ao máximo os produtos industrializados que contêm quantidades exageradas de sal, conservantes e açúcares.

Quando se trata de impedir a escalada da pressão, o elemento protagonista de folhas e legumes é o potássio. Isso porque, ao contrário do sódio, esse mineral ajuda a relaxar os vasos. Ele pode ser encontrado na natureza se consumirmos: mandioquinha cozida (521 mg por unidade), repolho roxo refogado (321 mg em 100g) e agrião (287 mg em 22 ramos). Para nos beneficiarmos das propriedades do potássio, será necessária a ingestão de 4,7 gramas ao dia.

Estudos acadêmicos descobriram também propriedades anti-hipertensivas no suco de beterraba, graças ao seu componente nitrato que estimula a liberação de moléculas de óxido nítrico. Esse poderoso vasodilatador também está presente quando ingerimos os flavonoides abundantes numa barrinha de chocolate com 50% a 85% de cacau. Porém, devemos consumir com moderação devido às calorias, problema inexistente com outro benfeitor dos vasos – o chá-verde. Três xícaras da bebida por dia, quente ou fria, comprovadamente, diminuem a pressão arterial. Para se obter os efeitos benéficos do chá, é preciso prepará-lo na forma de erva e não em "saquinhos", disponíveis nos mercados.

Retire da sua dieta os queijos "amarelões" e acrescente três porções de lácteos ao dia (coalhadas, queijo branco, iogurte desnatado sem açúcar e leite desnatado) e terá a cota ideal de cálcio recomendada. Esse mineral, assim como o potássio, interfere na maior eliminação de sódio pelo rim, o que facilita o controle da pressão arterial.

O diabetes *mellitus* colabora para a pressão alta se instaurar. A resistência à insulina, condição típica do diabetes tipo 2, contribui para as artérias se enrijecerem, elevando a pressão arterial. Quando há excesso de glicose no sangue, o pâncreas "entende" que precisa trabalhar dobrado para reduzir a presença dessas moléculas na circulação, produzindo grande quantidade de insulina, que, por sua vez, desequilibra o trabalho do sistema nervoso simpático, levando a irregularidades nos batimentos cardíacos e estimulando a contração exagerada dos vasos e, com isso, a elevação da pressão arterial.

Mulheres na menopausa tendem a ter pressão mais elevada, pois a ausência do estrogênio é sentida diretamente pelo endotélio, a camada celular que reveste interiormente os vasos sanguíneos e linfáticos. Sem o hormônio, essa camada tende a ficar mais vulnerável a lesões e se exceder no mecanismo de contração. Além disso, na menopausa é difícil se livrar dos quilinhos a mais, e o corte na cadeia hormonal predispõe à ansiedade, à depressão e à insônia.

Sono

É indiscutível que oito horas de sono são fundamentais para uma saúde plena e vida longeva. A falta dele altera especialmente o ritmo do cortisol, que está normalmente elevado no início do dia e reduzido à noite. Quando a pessoa dorme mal, esse hormônio continua agindo no período noturno, e o seu excesso favorece o aumento de peso, principalmente da gordura abdominal, aquela que propicia o aumento da glicemia e da pressão arterial.

Na última década do século passado, estudos já apontavam importantes associações entre distúrbios do sono e metabolismo. Mas foi no início do presente século que esses se intensificaram e ampliaram, permitindo compreender que o sono, seja de baixa qualidade, curta duração ou com distúrbios, como a apneia, pode comprometer a saúde de diversas maneiras, inclusive aumentando as chances de síndrome metabólica e diabetes tipo 2. Da mesma forma, foi identificado que pessoas com diabetes tipo 2 apresentam com mais frequência distúrbios do sono.

A síndrome de apneia é uma doença em que há uma parada respiratória durante o sono, geralmente, ocorrendo no estágio mais profundo do mesmo, levando a repercussões no dia seguinte, como sonolência, perda de memória e indisposição. Os sintomas descritos nos fazem suspeitar da síndrome, mas o diagnóstico somente é confirmado por meio do exame chamado polissonografia.

Estudos têm demonstrado que mulheres após a menopausa com ganho de peso têm muito mais apneia relacionada à perda do hormônio estrogênio.

Recomendações para uma boa noite de sono
- Fazer a última refeição até às 20h, preferindo pratos leves e de fácil digestão, evitando alimentos ricos em xantinas, como: chás pretos, café, refrigerantes à base de cola;

- Evitar atividade física depois das 18h, mas a realização da prática esportiva é indispensável;
- Reduzir a luz ambiente (ajuda o cérebro a secretar a melatonina, o hormônio do sono);
- Fazer atividades agradáveis, como ouvir música, ler, mas fora do quarto;
- Estabelecer uma rotina, procurando dormir sempre no mesmo horário para o organismo se acostumar;
- Tirar o relógio do quarto; o mesmo gera ansiedade, pois a cada vez que a pessoa olha para ele percebe o quanto não dormiu e fica mais preocupada com o quanto gostaria de ter dormido;
- Restringir o tempo na cama, evitar ficar "esperando o sono chegar". Só se deite quando for dormir;
- Se possível faça um cochilo mesmo que curto (20 minutos) durante o dia.

Diabetes

Histórico

Os relatos do diabetes começaram a ser datados pelos egípcios em torno de 1500 a.C. No século II d.C., na Grécia Antiga, Araeteu, discípulo de Hipócrates, concebeu esse nome, pois seu significado é sifão, passar por, fluir por, manter as pernas afastadas perdendo líquido e/ou urinar com as pernas afastadas. *Mellitus* em latim significa açucarado, adocicado, doce ou melado.

Tempos depois, médicos indianos foram os primeiros a detectar a doçura da urina de pessoas com o diabetes. Esse acontecimento só ocorreu com a observação de que havia maior concentração de formigas e moscas em volta da urina de pessoas com essa condição.

No século XIX, o cientista e professor de Saúde Pública na França, Apollinaire Bouchardat, descobriu a existência de dois tipos de diabetes, um que afetava os mais jovens e outro que incidia em pessoas com mais idade, o qual surgia frequentemente em pacientes com peso excessivo. Ele realizou experiências que constataram que o sistema de jejum periódico por alguns dias resultava no desaparecimento do açúcar na urina. Muitos experimentos foram realizados por vários cientistas do mundo todo, mas foi somente em 1922, que a descoberta da insulina revolucionou o tratamento do diabetes. Os cientistas Frederick Banting e Charles Best testaram a secreção interna pancreática, a partir de experimentos cirúrgicos feitos em animais, e injetaram insulina em Leonard Thompson, que tinha na época 13 anos e pesava 30 kg. Ele conseguiu sobreviver até os 27 anos, quando faleceu de pneumonia. Essa descoberta fantástica rendeu o Prêmio Nobel de Medicina aos cientistas.

Após essa invenção, vários laboratórios se interessaram pela produção de insulina. Começou-se a extrair grande quantidade do hormônio a partir de pâncreas de bovinos e suínos. Com o passar do tempo, os laboratórios aprimoraram a produção da insulina, conseguindo deixá-la mais concentrada.

Com novas pesquisas, a partir de modificações na estrutura molecular do hormônio, surgiram os inúmeros análogos de insulina humana no mercado, com rápidas e prolongadas ações. O objetivo desse tratamento é levar o pâncreas da pessoa com diabetes a funcionar o mais próximo possível a de uma pessoa que não tenha essa condição, no conceito de basal-bolus. As insulinas de ação prolongada (basal) têm a função de imitar a secreção do hormônio, que permanece em níveis baixos no sangue o tempo todo, podendo ter ação durante um dia inteiro em usuários. Já as insulinas de ação ultrarrápida (bolus) atuam em quantidades maiores, principalmente, nas refeições. Seu objetivo é fazer com que a glicose entre nas células mais rapidamente, após a ingestão, sobretudo, de carboidratos, reduzindo assim a quantidade circulante na corrente sanguínea.

Diabetes e seus desdobramentos

Segundo a Organização Mundial da Saúde, o Brasil tem 16 milhões de pessoas com diabetes. Estima-se que metade dessa população não tenha o conhecimento da condição por seus sintomas aparecerem gradativamente ao longo de meses.

Mas para entendermos melhor esse panorama, é importante saber os tipos de diabetes existentes e suas diferenças.

Diabetes tipo 1

De acordo com o Atlas da Federação Internacional de Diabetes, publicado em 2017, estima-se que o Brasil tenha por volta de 1.106.500 crianças e adolescentes com diabetes tipo 1. Não se contabilizou o número de adultos com essa condição, mas deve corresponder, em média, a 10% dos brasileiros diagnosticados com a doença.

Para simplificar o que ocorre no organismo, há uma alteração no sistema imunológico do indivíduo, que resulta em uma destruição das células beta localizadas no pâncreas e produtoras de insulina. Muitos relatam que o aparecimento da condição está vinculado com algum fator emocional vivenciado, funcionando como um "gatilho". As pessoas com esse diagnóstico precisam injetar insulinas rápidas várias vezes ao dia, para que o açúcar entre nas células e transforme-se em energia para a manutenção do funcionamento de todas as funções orgânicas.

Os sintomas mais comuns englobam: boca seca, sede além do normal, aumento do volume de urina, falta de energia, perda de peso, cicatrização lenta, infecções recorrentes, visão embaçada, dentre outros. Geralmente, esses efeitos aparecem concomitantemente, o que facilita o diagnóstico.

Voltando ao tratamento, o mais comum é que os médicos recomendem a terapêutica de Múltiplas Doses de Insulina, que consiste em um esquema de várias aplicações ao dia. Geralmente, as pessoas injetam a insulina basal de uma a duas vezes ao dia. As insulinas de ação ultrarrápida são injetadas antes das refeições e em momentos de hiperglicemia (taxa alta de açúcar).

Outro tratamento indicado é o Sistema de Infusão Contínua de Insulina, chamado popularmente de bomba de insulina. Muitos médicos a prescrevem quando a pessoa com diabetes tipo 1 apresenta: o fenômeno do alvorecer (aumento da glicemia nas primeiras horas do dia devido à entrada na corrente sanguínea do hormônio de crescimento GH e/ou do cortisol), as hipoglicemias noturnas ou assintomáticas (queda da taxa do açúcar do sangue) e os quadros de variabilidade glicêmica de difícil controle. Ela é utilizada também em mulheres que desejam engravidar ou que já são gestantes.

Muitas pessoas com diabetes preferem esse tratamento, pois proporciona menor variabilidade da glicemia, já que o hormônio entra na corrente sanguínea de forma contínua. O ingresso da insulina é em um só local, por meio do uso de um cateter, que deve ser trocado a cada 2 a 3 dias. Suas doses conseguem ser mais racionadas e precisas. A terapêutica também evita as múltiplas picadas de agulhas para a aplicação de insulina e facilita o ajuste de doses em ocasiões especiais, como situações de estresse, doenças, exercícios físicos, entre outras.

Mas essa terapêutica só é indicada, quando a pessoa com diabetes aprende a fazer a contagem de carboidratos, método que consiste em oferecer maior flexibilidade na alimentação, de acordo com o estilo de vida, com o intuito de proporcionar equilíbrio entre glicemia, número de carboidratos consumidos e quantidade de insulina necessária. Na verdade, não deixa de ser uma terapêutica que fornece a dose certa de insulina para "queimar" a quantidade de carboidrato ingerida, mantendo assim a glicemia em uma faixa adequada, após a alimentação.

Assim, para saber a faixa correta da glicemia, nada melhor do que realizar a automonitorização da glicose. Essa metodologia consiste em que a própria pessoa com a condição possa fazer a medição de glicose, para melhorar o controle glicêmico e diminuir a ocorrência das complicações originadas pelo descontrole do diabetes. As referências utilizadas para quem tem a doença são: em jejum, entre os valores de 70 mg/dl e 99 mg/dl e, duas horas após as refeições, de 70 mg/dl a 160 mg/dl. O monitoramento da glicose pode variar de três a oito vezes ao dia, dependendo da prescrição médica.

Desde 2016, os brasileiros podem ter acesso a um sensor de glicose, que faz a leitura da taxa de açúcar no sangue por meio da medição do líquido intersticial, que representa 1/6 de todo o volume do corpo. Nele, são encontradas células que revestem os vasos sanguíneos. O sensor, aplicado sob a pele e em contato com o líquido intersticial, capta os níveis de glicose a cada segundo por meio de um microfilamento. O leitor faz o escaneamento sobre o sensor, cujo tamanho é semelhante ao de uma moeda. A aplicação na parte traseira superior do braço é indolor e mostra o valor da glicose.

Essa tecnologia também contém setas de tendência de subida ou descida da glicemia, que ajudam os usuários com diabetes a tomar decisões antes de dormir ou quando, por exemplo, acham que injetaram uma quantidade insuficiente de insulina no corpo ou quando estão há horas sem comer e não sabem se vão entrar em hipoglicemia em pouco tempo. Outra vantagem é que mostra o comportamento da glicemia durante oito horas, mesmo que a pessoa não a monitore nesse espaço de tempo. Por fim, destaca o efeito do alimento na corrente sanguínea pós-alimentação para ver se o tratamento está adequado.

Diabetes tipo 2

O diabetes tipo 2 corresponde a praticamente 90% das pessoas diagnosticadas mundialmente. Os sintomas aparecem devagar, o que muitas vezes dificulta o diagnóstico precoce.

O pâncreas começa a produzir insulina insuficiente e o organismo não consegue utilizar o hormônio de forma eficiente, resultando em um fenômeno chamado resistência insulínica. Em alguns casos, o pâncreas pode parar completamente de produzir insulina. Geralmente, os indivíduos com diabetes tipo 2 apresentam certas caraterísticas, como mais de 40 anos, histórico familiar de diabetes e/ou diabetes gestacional, obesidade, sedentarismo e má alimentação. Os sintomas são praticamente os mesmos das pessoas que têm o diabetes tipo 1.

A terapêutica abrange alguns grupos de medicamentos. O primeiro consiste em comprimidos, que diminuem a absorção da glicose no tubo digestivo, impedindo que ela se eleve no sangue. Outros estimulam a produção de insulina pelo pâncreas. Há também aqueles cuja principal função é inibir a produção de glicose pelo fígado. Há ainda outro grupo que melhora a ação da insulina. Por fim, há uma classe que aumenta a sensibilidade à insulina no tecido muscular. Quando todos esses medicamentos são testados e mesmo assim a pessoa com diabetes tipo 2 não apresenta o controle da glicemia adequado, os médicos prescrevem as mesmas insulinas utilizadas para o tratamento de diabetes tipo 1. Há raros casos de prescrição da bomba de insulina para pessoas com diabetes tipo 2.

De qualquer forma, se a pessoa utilizar as terapêuticas de múltiplas doses de insulina ou a bomba, é necessário que elas estejam acopladas à metodologia de contagem de carboidrato e de automonitorização da glicose, da mesma forma que o indivíduo com diabetes tipo 1 deve fazer. No mínimo, deve medir a glicose uma vez ao dia, em horários alternados, para saber se o tratamento está adequado.

Diabetes gestacional

Nesse quadro, geralmente, as futuras mamães entre a 24ª e a 28ª semanas de gravidez começam a apresentar alterações no exame de glicemia, devido a mudanças metabólicas e hormonais do período. No geral, 7% das gestantes apresentam essa alteração.

Para que a gestação ocorra de maneira saudável, há a necessidade de um controle glicêmico entre 70 e 99 mg/dl em jejum e até 130 mg/dl após uma hora da refeição. Ainda para ajudar nesse equilíbrio, os médicos costumam prescrever uma dieta alimentar fracionada a cada três horas, além da inserção de atividade física para diminuir a resistência insulínica.

Os cuidados devem ser mantidos para que o bebê não tenha complicações, como problemas respiratórios, má formação, crescimento exagerado, que pode dificultar o parto e levar a traumas durante o nascimento. Além disso, para a gestante, é importante seguir à risca todas as orientações médicas, para que após o parto não se desenvolva o diabetes tipo 2.

Diabetes Lada

Com o significado de Diabetes Autoimune Latente do Adulto, o Diabetes Lada geralmente é diagnosticado em pessoas com mais de 30 anos por meio dos sintomas de diabetes tipo 2, mesmo que reúna as características do diabetes tipo 1, como a destruição mais lenta das células beta.

A confirmação do diagnóstico ocorre por meio das dosagens de anti-GAD, anti-insulina e anti-ilhota (anticorpos contra as células beta do pâncreas), associadas à falta de histórico familiar. Um fator importante para observação é que a pessoa não apresenta o quadro clínico de obesidade.

Como o diabetes tipo 1, o seu tratamento consiste no uso de insulina, mesmo que alguns médicos prescrevam medicamentos orais, após o diagnóstico.

Diabetes Mody

Mody é uma sigla que significa Maturity-onset Diabetes of the Young. Seu diagnóstico costuma ocorrer antes dos 25 anos e sua incidência é de cerca de 2% a 5% de todos os casos de diabetes. A origem da doença é remetida a alterações genéticas, que interferem na secreção da insulina pelo pâncreas. Seus sintomas são variáveis, pois é composto por seis subtipos. De qualquer forma, a hiperglicemia está presente em todas essas variáveis.

As pessoas diagnosticadas com Diabetes Mody são tratadas como diabetes tipo 1 ou 2, dependendo da necessidade de insulina.

Diabetes insipidus

Diferentemente de *mellitus*, que tem o significado de adocicado, *insipidus* se refere ao fato de que a urina do indivíduo não apresenta excesso de glicose. Com os sintomas de sede excessiva, aumento do volume e da frequência da urina e desidratação, a pessoa com esse tipo de diabetes é assim diagnosticada por duas razões: alteração no sistema nervoso central, que bloqueia a produção e liberação do hormônio antidiurético (ADH), secretado em casos de desidratação, e queda da pressão arterial, fazendo com que os rins, insensíveis a esse hormônio, conservem a água no corpo. De qualquer forma, com ambas as razões, o resultado é o excesso de perda de água pela urina.

A descoberta da doença ocorre pela identificação do aumento de sódio e pela aferição urinária durante as 24 horas do dia. O seu tratamento consiste em reposição do ADH, via oral, intranasal ou subcutânea. Com o uso da medicação e com o aumento do consumo de líquidos em situações de calor excessivo, o paciente pode levar uma vida plena, na maioria dos casos.

Complicações

Estudo realizado em 2014 na Clínica Ambulatorial de Diabetes do Hospital das Clínicas da Faculdade de Medicina da Universidade de São Paulo avaliou a adesão das pessoas com diabetes tipo 2 ao tratamento. A proporção não aderente foi de 77,2% de pessoas. Outro estudo feito pelo IMS Consulting Group, publicado em 2017, que avaliou o ônus da pessoa com diabetes tipo 2 e suas complicações, revelou que 54,5% das pessoas com a condição eram não aderentes, 48,4% administraram a medicação de forma errada e 71% não tinham conhecimento suficiente sobre sua prescrição.

Os dados apontados são muito alarmantes. Mostram que boa parte dos indivíduos não aderentes ao tratamento pode estar com complicações relativas à doença, entre elas hipoglicemia e hiperglicemia, que, ao longo do tempo e com as oscilações grandes do açúcar no sangue, levarão a lesões orgânicas incluindo os olhos, o coração, os rins, os pés, os vasos sanguíneos etc. Por isso, vamos elencar as principais complicações do diabetes a seguir.

Retinopatia diabética
Caracterizada pelo nível alto de açúcar no sangue, a retinopatia provoca lesões definitivas nas paredes dos vasos que nutrem a retina. Como consequência, ocorre vazamento de líquido e sangue no interior do olho, desfocando a visão. Com o tempo, a doença se agrava e os vasos podem se romper, caracterizando a hemorragia vítrea, o que pode levar ao descolamento da retina.

A retinopatia pode ser de dois tipos: a não proliferativa, identificada quando os vasos do fundo do olho são danificados, causando hemorragia e vazamento de líquido da retina, popularmente chamado de Edema Macular Diabético; e a proliferativa, que ocorre quando os vasos da retina ou do nervo óptico não conseguem transportar nutrientes para o fundo do olho, resultando em má formação dos vasos, que causam o sangramento.

O diagnóstico é feito com a visualização das alterações retinianas por meio do exame de fundo de olho ou oftalmoscopia indireta, no próprio consultório do oftalmologista. Muitas vezes, é adotado o auxílio de exames complementares, como a retinografia, que é a fotografia do fundo de olho.

O principal sintoma da retinopatia é a visão embaçada. Nessa fase, a pessoa já está com os olhos bem comprometidos. Diferentemente da catarata, a cegueira decorrente da retinopatia diabética é irreversível.

A escolha da técnica terapêutica dependerá do estágio em que a doença se encontra, isto é, se é proliferativa com a presença de neovasos, com risco de hemorragia vítrea ou descolamento de retina ou se existe ou não o edema macular. A principal conduta no primeiro caso citado é a fotocoagulação a laser, tratamento efetivo que já salvou a visão de milhares de pessoas com diabetes nos últimos 30 anos. Quadros clínicos com hemorragia vítrea total e/ou descolamento de retina requerem cirurgia com a vitrectomia posterior, cada vez mais evoluída tecnologicamente na última década, porém ainda com alto custo e de difícil acesso.

Ao longo dos anos, a fotocoagulação a laser era o método de tratamento para o edema macular, porém trazia resultados visuais menos efetivos, e, por isso, atualmente, essa patologia tem sido tratada de forma intraocular com drogas chamadas antiangiogênicas. Os medicamentos possuem corticoides intraoculares com sistemas de liberação lenta, que ajudam a melhorar a visão. Essa terapêutica ainda é inacessível a grande parte da população.

Nefropatia diabética

Caracteriza-se por uma perda de proteína na urina, denominada de microalbuminúria, da ordem de 30 mg/dia ou superior. No Brasil, constitui a segunda causa mais comum de doença renal crônica. Frequentemente, essa complicação é acompanhada por hipertensão arterial e alterações na retina.

Os sintomas da nefropatia só ocorrem em fases bem avançadas da doença, quando surgem edemas (inchaços) nas pernas. Posteriormente, eles podem ser mais intensos, como: urina com espuma, cansaço, fraqueza, náuseas, dentre outros. O diagnóstico precoce só é possível por meio de exames laboratoriais.

O processo pelo qual os rins são afetados pelo diabetes é bastante complexo. Com o mau controle glicêmico, desencadeia uma série de reações bioquímicas, que acabam por provocar danos nos vasos renais e a perda de proteínas pela urina (microalbuminúria). Se medidas específicas não forem tomadas, a microalbuminúria progride para macroalbuminúria (> 300 mg/dia). Nesse estágio, cerca de 75% das pessoas com diabetes tipo 1 e 20% com diabetes tipo 2 irão apresentar falência dos rins, após um período de cerca de 20 anos de evolução, segundo a nefrologista dra. Adriana Nazaré Castro da Silva, do Hospital Beneficência Portuguesa de São Paulo e do Hospital Alemão Oswaldo Cruz.

O exame padrão para diagnosticar a nefropatia diabética é a microalbuminúria. Apenas o exame de urina I não é suficiente para o diagnóstico. Nas pessoas com diabetes tipo 1, esse exame deve ser realizado cerca de cinco anos após o início do diabetes; ao passo que em indivíduos tipo 2, no momento do seu diagnóstico. Como existem diversos fatores que interferem no resultado desse exame (por exemplo, exercício físico, febre, infecções etc.), considera-se o diagnóstico de nefropatia diabética quando dois de três exames realizados em um período de 3 a 6 meses forem positivos. Após esse período, ele deve ser refeito anualmente ou conforme avaliação do médico.

Os outros exames laboratoriais relacionados à função renal (como ureia e creatinina) só sofrem alteração em fases mais tardias da doença e, portanto, não são utilizados no diagnóstico precoce da patologia.

O tratamento consiste basicamente no controle rigoroso da glicemia, associado ao tratamento da hipertensão arterial com medicações que, além de controlar a pressão arterial, bloqueiam especificamente a microalbuminúria desde os seus estágios iniciais. Outras medidas, como controle dos níveis de colesterol e triglicerídeos, controle do peso e eliminação do tabagismo, também são importantes no tratamento dessa condição clínica.

Quando esse tratamento não é eficaz, o desdobramento é a insuficiência renal, que consiste na perda das funções dos rins, resultando na incapacidade deles de eliminar certos resíduos produzidos no organismo. O único tratamento nesse caso é a hemodiálise.

Neuropatia diabética

Doença que acomete os nervos, a neuropatia ocasiona a incapacidade do corpo em emitir mensagens, ou as emite na hora errada, ou muito lentamente. Ela acomete tanto nervos sensitivos, motores e autônomos. Isto ocorre por alterações vasculares e metabólicas do nervo periférico. Os sintomas dependem e variam, conforme os nervos afetados.

Os sensitivos causam formigamento, dormência ou queimação das pernas, pés e mãos, dores locais e desequilíbrio. Já os motores resultam em estado de fraqueza e atrofia muscular e, por sua vez, os autônomos trazem como consequência a pele seca, traumatismo dos pelos, pressão baixa, distúrbios digestivos e excesso de transpiração, além de impotência.

Outras causas de neuropatia podem ser avaliadas e, com forte suspeita, excluídas com testes de vitamina B12, HIV, funções tireoidiana e renal e investigação de hanseníase, herpes e alcoolismo.

Dessa forma, para identificar o diagnóstico, são recomendados exames como teste de sensibilidade e força muscular. É necessário também observar os pés diariamente para identificação de lesões, áreas com aumento da quantidade de sangue circulante, calosidades e alterações de temperatura. Um exame também solicitado é a eletroneuromiografia, para constatar como os músculos respondem a impulsos elétricos transmitidos pelos nervos periféricos. A atividade elétrica do músculo é exibida em uma tela. Uma resposta mais lenta ou mais fraca que a habitual sugestiona dano ao nervo ou músculo.

Ainda sobre pés, é muito importante olhá-los todos os dias, pois 85% das amputações que ocorrem são precedidas pelo diabetes, por meio de uma lesão nos tecidos chamada de ulceração. Nas pessoas com diabetes, o menor machucado pode infeccionar e evoluir facilmente para um caso de gangrena, podendo levar à amputação.

O tratamento indicado inclui também o melhor controle da glicose aliado ao especial cuidado com os pés. Por isso, é necessário sempre ter um acompanhamento médico para que possa recomendar o melhor procedimento.

Disfunção erétil

Um dos principais problemas enfrentados pelos homens com diabetes é a dificuldade de ereção; atinge de 35% a 75% dos indivíduos com essa condição e pode variar de acordo com a idade, tempo de diabetes, além de fatores de risco associados como o tabagismo, síndrome metabólica (obesidade e hipertensão arterial) e sedentarismo.

Seus sintomas são: redução do desejo e da atividade sexual, ereções espontâneas reduzidas, piora do desempenho sexual, perda do crescimento de pelos pelo corpo e da massa óssea, infertilidade, diminuição da massa e força muscular, risco de fratura, aumento da massa gorda, alteração do sono, desânimo e cansaço.

Essa disfunção hormonal pode ocorrer tanto em indivíduos com diabetes tipo 1 como tipo 2. Entretanto, pela associação com a obesidade e a síndrome metabólica, o tipo 2 é o mais frequente e de acordo com a faixa etária, varia de 20% aos 40 anos até 50% aos 80.

O diabetes pode levar a disfunções nervosas dos canais que transportam os gametas masculinos, gerando a chamada "ejaculação retrógrada", ou seja, consiste no movimento contrário do sêmen durante a ejaculação. Os espermatozoides ao invés de saírem pela uretra para o exterior do organismo são direcionados para a bexiga urinária.

O tratamento consiste em restabelecer a função sexual e sua posterior manutenção, junto com reposição de testosterona, que poderá ser feita na forma injetável (mensal ou trimestral). Além do controle correto da glicemia e da opção por um estilo de vida mais saudável.

<u>Outras complicações</u>
Muitas pessoas com diabetes apresentam complicações como câimbras, artrite, retardamento da cicatrização, doenças periodontais, boca seca, candidíase, aftas, ulcerações e maior propensão a cáries dentárias, gastroparesia diabética (presença de alterações na digestão com a sensação de estufamento abdominal, associada à dificuldade de evacuar alternada com episódios de diarreia), problemas com o sono, entre outras.

Doenças cardiovasculares

O coração é um músculo responsável por bombear o sangue por meio de movimentos ritmados e o faz circular por todo o corpo, levando oxigênio e nutrientes a todos os tecidos do organismo.

Quando as pessoas não tratam bem desse órgão, como também de toda a parte circulatória, incluindo veias, artérias e vasos capilares, surgem algumas doenças, que são originadas por um processo inflamatório nas células achatadas, que recobrem o interior dos vasos sanguíneos. Com o tempo, a passagem de sangue é interrompida pelas placas de gordura ou até mesmo por um estreitamento das paredes de artérias, ocasionando o infarto, o AVC ou a doença arterial periférica, que bloqueia os vasos, principalmente, das pernas, originando amputações.

Os lipídeos são moléculas de gordura, que são transportadas em cápsulas de proteínas, e sua densidade e o tipo de proteína determinam o destino da partícula e sua influência no metabolismo. O colesterol e os triglicerídeos são as principais gorduras do sangue. O primeiro é responsável por compor as membranas celulares e fabricar alguns hormônios, já o segundo tem a função de transferir a energia dos alimentos para o interior das células.

Assim, dependendo da densidade das moléculas das gorduras citadas, elas são classificadas em LDL, com baixa densidade, ou mau colesterol, e HDL, com alta densidade, que é o que as pessoas chamam de bom colesterol.

Por isso, quando o organismo tem altos índices, principalmente de LDL, pode ocorrer maior risco da incidência de doenças ateroscleróticas do coração, ou seja, a interrupção do fluxo do sangue, originando infarto ou derrame.

Os riscos de ter uma das doenças cardiovasculares são altos, quando existem outros fatores relacionados, como diabetes, fumo, colesterol e/ou pressão elevados, obesidade, vida sedentária e hereditariedade, ou seja, quando já há componentes da família, que manifestaram algumas dessas condições.

Os processos inflamatórios estão envolvidos em boa parte das doenças e pessoas com diabetes *mellitus* não controladas ou que têm obesidade aliada à síndrome metabólica apresentam células "inflamadas" pelo aumento das citocinas pró-inflamatórias, que nada mais são do que proteínas solúveis produzidas e liberadas por células do sistema imune com a finalidade de controlar o processo inflamatório e promover a cicatrização tecidual. Porém, se forem produzidas em excesso, atacarão não só os agentes nocivos como também as células saudáveis, causando verdadeiros estragos à saúde, como doenças cardiovasculares, articulares (artrites), oculares (degeneração macular senil), cerebrais (AVC e demência) e renais.

Em todo o mundo, cerca de 17,5 milhões de pessoas morrem vítimas de doenças cardiovasculares, a cada ano, segundo a Organização Mundial da Saúde (OMS). No Brasil, a situação não é diferente. A média anual chega a 350 mil, o que corresponde a uma vida perdida a cada 40 segundos; duas vezes mais que todas as mortes decorrentes de câncer e seis vezes mais que as provocadas por todas as infecções no país.

Como boa parte da população não controla o colesterol, ele pode ocasionar várias complicações cardiovasculares, tendo como consequências clínicas trombose e, por fim, a morte. Segundo a Organização Mundial da Saúde, infarto e derrame são as primeiras causas de morte mundiais. De acordo com a Sociedade Brasileira de Cardiologia, as doenças cardiovasculares, afecções do coração e da circulação representam a principal causa de mortes no Brasil. No período de 2004 a 2014, foram responsáveis por 3.493.459 óbitos, 29% do total. As doenças cardiovasculares causam o dobro das mortes relacionadas a todos os tipos de câncer juntos, 2,3 vezes mais que todas as causas externas (acidentes e violência), 3 vezes mais que as doenças respiratórias e 6,5 vezes mais que todas as infecções incluindo a AIDS. O alerta, a prevenção e o tratamento adequados podem reverter essa grave situação.

Outra pesquisa, chamada *Analysis of the Economic Impact of Cardiovascular Diseases in the Last Five Years in Brazil* mostra que a mortalidade por Doenças Cardiovasculares (DCV) representa 28% do total de óbitos ocorridos no Brasil nos últimos cinco anos e atinge 38% dos óbitos na faixa etária produtiva (18 a 65 anos). Os gastos estimados por DCV foram de R$ 37,1 bilhões de reais no ano de 2015, um aumento percentual de 17% em relação ao período de 2010 a 2015. Aqueles estimados pela morte prematura por DCV representam 61% do total de custos por DCV, os gastos diretos com internações e consultas foram de 22% e os de perda da produtividade relacionados à doença foram de 15% do total. Os investimentos com saúde no Brasil são estimados em 9,5% do PIB e o custo médio das DCV foi estimado em 0,7% do PIB.

O colesterol alto está entre os principais fatores de risco para o AVC, já que potencializa o processo de aterosclerose (espessamento e perda de elasticidade da parede arterial).

No caso de a pessoa ter o diagnóstico de hipercolesterolemia familiar, doença genética que ocorre por um defeito nos genes herdados dos pais, há a ausência da remoção do colesterol do sangue, com o consequente aumento de seus níveis. A forma homozigótica é a manifestação da doença mais grave, mas de baixa incidência, leva a um maior risco de AVC e costuma apresentar colesterol acima de 600 mg/dl; pode, ainda na primeira década de vida, apresentar doenças cardíacas ou coronarianas. Já a heterozigótica é mais frequente, embora de menor gravidade.

Para quem já teve um evento cardíaco (infarto), a chance de ter outro é maior. É por essa razão que se deve tratar de forma ostensiva os fatores de risco para doenças cardiovasculares (hipertensão arterial sistêmica, diabetes *mellitus*, dislipidemia, tabagismo, sedentarismo, obesidade, uso abusivo de bebidas alcoólicas, dentre outros).

A prevenção consiste em equilibrar a glicemia e reduzir o colesterol, adotando hábitos saudáveis como alimentação balanceada e prática de atividade física diária. O exercício físico reduz os riscos de doenças coronárias por melhorar marcadores inflamatórios, mobilizando células do sistema imune para aumentar os níveis circulatórios de citocinas anti-inflamatórias, as quais possuem ação inibitória de citocinas pró-inflamatórias, comprovadamente mensuradas em pacientes com diabetes *mellitus* tipo 2, sendo responsáveis por causar micro e macro lesões vasculares.

Outra doença relevante é a insuficiência cardíaca, doença na qual o coração não consegue mais bombear sangue suficiente para o corpo, comprometendo as funções e necessidades do organismo. Embora possa se desenvolver repentinamente, ela é uma doença crônica de longo prazo que pode afetar os dois lados do coração. Como ela compromete a função de bombeamento do sangue, pode haver seu acúmulo devido ao retorno do fluxo sanguíneo, faltando oxigênio para órgãos e comprometendo as funções vitais.

Há pessoas que têm maior suscetibilidade à insuficiência cardíaca e, portanto, precisamos lançar mão da medicina preventiva para impedir que ela ocorra. Segundo a Sociedade Brasileira de Cardiologia, no Brasil, a causa mais comum para desenvolver a insuficiência cardíaca é a doença coronariana, que apresenta o estreitamento dos vasos, que são os responsáveis por levar o oxigênio para o músculo do coração.

O tratamento irá depender da gravidade e da causa da insuficiência cardíaca. Se ela apresentar sintomas moderados e estabilidade, o tratamento consiste basicamente em mudança de estilo de vida, alteração na dieta e uso de medicamentos. Em casos mais graves, podem ser indicados procedimentos cirúrgicos de correção, uso de marca-passo ou, em casos ainda mais complexos, a necessidade de um transplante de coração.

Câncer

Dados reunidos pelo Instituto Nacional de Câncer José Alencar Gomes da Silva (INCA) de 2018 mostram que, em 2012, ocorreram 14,1 milhões de casos novos de câncer e 8,2 milhões de óbitos. Houve um discreto predomínio do sexo masculino tanto na incidência (53%) quanto na mortalidade (57%). Nos países desenvolvidos, predominam os tipos de câncer associados à urbanização e ao desenvolvimento (pulmão, próstata, mama feminina, cólon e reto). Nos países de baixo e médio desenvolvimento, ainda é alta a ocorrência de tipos de câncer associados a infecções (colo do útero, estômago, esôfago, fígado). Os tipos de câncer mais incidentes no mundo foram pulmão (1,8 milhão), mama (1,7 milhão), intestino (1,4 milhão) e próstata (1,1 milhão).

Estima-se, para o Brasil, no biênio 2018-2019, a ocorrência de 600 mil casos novos de câncer para cada ano. Excetuando-se o câncer de pele não melanoma (cerca de 170 mil casos novos). As estimativas mostram que haverá cânceres de próstata (68 mil) em homens e de mama (60 mil) em mulheres. Os tipos de cânceres mais incidentes em homens serão próstata (31,7%), pulmão (8,7%), intestino (8,1%), estômago (6,3%) e cavidade oral (5,2%). Nas mulheres, os cânceres de mama (29,5%), intestino (9,4%), colo do útero (8,1%), pulmão (6,2%) e tireoide (4,0%) figurarão entre os principais.

Afora a herança genética, essa estatística pode diminuir a partir de medidas preventivas como: parar de fumar, consumir mais alimentos de origem vegetal (frutas, legumes, verduras, cereais integrais, feijões e outras leguminosas), manter o peso corporal, praticar atividades físicas, amamentar, pois o aleitamento materno protege mães e crianças contra o câncer de mama e as crianças contra a obesidade infantil, realizar o exame preventivo do câncer do colo do útero, vacinar meninas e meninos contra o HPV, evitar ingestão de bebidas alcoólicas e carnes processadas (presunto, salsicha, linguiça, *bacon*, salame, mortadela, peito de peru e *blanquet*), vacinar todos contra a hepatite B, evitar exposição ao sol entre 10h e 16h e usar proteção adequada.

Doenças respiratórias crônicas

Dados do Ministério da Saúde de 2016 relatam que as doenças respiratórias crônicas (DRC) representam cerca de 7% da mortalidade global, o que corresponde a 4,2 milhões de óbitos anuais. No Brasil, em 2011, as DRC foram a terceira causa de morte no conjunto de doenças crônicas não transmissíveis (DCNT). Essas doenças acarretam limitações físicas, emocionais e intelectuais, gerando consequências negativas na qualidade de vida do paciente e de sua família.

As principais DRC são a doença pulmonar obstrutiva crônica (DPOC), os estados alérgicos, a hipertensão pulmonar, algumas doenças relacionadas ao processo de trabalho e a asma, sendo esta a de maior incidência. O tabagismo, a poluição ambiental, os alergênicos, os agentes ocupacionais, os fatores genéticos, sociais e relacionados ao estilo de vida são fatores de risco para DRC.

Segundo a Organização Mundial da Saúde, a rinite alérgica pode ser considerada a doença de maior prevalência entre as doenças respiratórias crônicas e problema global de saúde pública, acometendo cerca de 20% a 25% da população em geral. Embora com sintomas de menor gravidade, está entre as dez razões mais frequentes de atendimento primário à saúde.

Já a asma acomete cerca de 150 milhões de indivíduos em todo o mundo. A elevada frequência em crianças observada na última década prevê o aumento da prevalência por asma nos próximos anos a não ser que sejam tomadas medidas preventivas apropriadas.

O Brasil ocupa a 8ª posição mundial em prevalência de asma, variando de 10 a 20%, dependendo da região e da faixa etária consideradas. Em 2007, foi responsável por cerca de 273 mil internações e 2.500 óbitos, dos quais aproximadamente 1/3 ocorreu em UBS, domicílios ou vias públicas, gerando um custo aproximado de R$ 98,6 milhões para o Sistema Único de Saúde (SUS) (DATASUS, 2008). Em termos mundiais, os custos com a asma superam os da tuberculose e HIV/AIDS somados.

Com relação à doença pulmonar obstrutiva crônica (DPOC), ela representa 4,8% dos óbitos por doenças respiratórias. No Brasil, estimam-se prevalências de 7,5 milhões (5% a 10%) de pessoas com essa doença. As internações representaram um número na ordem de 170 mil admissões no último ano (DATASUS, 2008). O número de óbitos por DPOC variou em torno de 33.100 mortes anuais de 2000 a 2005 (DATASUS, 2008).

A doença pulmonar obstrutiva crônica caracteriza-se por sinais e sintomas respiratórios associados à obstrução crônica das vias aéreas inferiores e ocorre, geralmente, em decorrência de exposição inalatória prolongada a material particulado ou gases irritantes. O tabagismo é sua principal causa. O substrato fisiopatológico da DPOC envolve bronquite crônica e enfisema pulmonar, os quais geralmente ocorrem de forma simultânea, com variáveis graus de comprometimento relativo em um mesmo indivíduo. Os principais sinais e sintomas são tosse, dispneia, sibilância e expectoração crônica. A DPOC está associada a um quadro inflamatório sistêmico, com manifestações como perda de peso e redução da massa muscular nas fases mais avançadas. Entre as principais causas de morte, é a única que está aumentando, prevendo-se que se torne a terceira no ranking em 2020, devido ao aumento do tabagismo nos países em desenvolvimento e ao envelhecimento da população. Nos últimos 10 anos, a DPOC foi a quinta maior causa de internação no Sistema Único de Saúde de pacientes com mais de 40 anos, com cerca de 200.000 hospitalizações e gasto anual aproximado de R$ 72 milhões. Suspensão do tabagismo é a única medida comprovadamente eficaz para reduzir a progressão da DPOC.

No todo, para prevenir as doenças respiratórias crônicas, é necessário ter uma alimentação saudável, praticar atividade física, dormir 8 horas por noite, deixar as janelas das casas abertas, lavar sempre as mãos, vacinar contra gripe e manter o corpo hidratado.

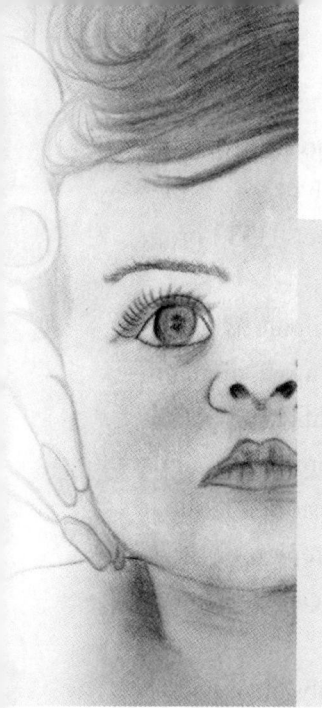

CAPÍTULO 4

CUIDADOS NA PRÉ-CONCEPÇÃO

*Só quem é mãe sabe o que é amar incondicionalmente.
Nada se compara a ouvir o coração do bebê, sonhar com seus
primeiros passos e imaginar o que ele vai ser quando crescer.*

Quando uma mulher toma a decisão de se tornar o instrumento para trazer ao mundo um ser indefeso e inocente, ela deixa de olhar para si e passa a enxergar o outro, como seu foco primordial, optando por uma vida dativa. Para isso, terá de promover uma reforma íntima, cujas transformações se refletirão em todos os campos da sua existência: nos relacionamentos familiares, com os colegas de trabalho, com os amigos e ainda no meio em que vive.

Graças ao livre-arbítrio, ela poderá fazer escolhas saudáveis, desde que seja previamente informada. Consideramos, de certa forma, os cuidados pré-concepcionais mais importantes que o pré-natal para a prevenção de anomalias congênitas, pois uma grande parte, cerca de 30% a 50% das gestações nos Estados Unidos e no Brasil não são planejadas.

Para isso, é de suma importância marcar uma consulta ao ginecologista a fim de que ele possa orientar sobre os cuidados preventivos, os exames prévios, a avaliação das infecções sexualmente transmissíveis (IST) ou as infecções vaginais prévias.

A idade materna avançada, acima de 35 anos, está diretamente associada ao aumento dos riscos gestacionais, como diabetes, pré-eclâmpsia, prematuridade, alterações genéticas e merece atenção devido às modificações sociais e profissionais da mulher moderna, que entre muitos compromissos, ainda mantém, apesar de mais tardio, o desejo de ser mãe. O histórico familiar pode ajudar a prevenir algumas doenças, que costumam se repetir nas gerações seguintes, como as trombofilias (alterações na coagulação sanguínea), distúrbios mentais, genéticos, dentre outros.

No mundo contemporâneo, a exposição da mulher a substâncias como tabaco, álcool e drogas ilícitas é muito comum e é a causa do maior número de abortamentos, partos prematuros, baixo peso, além de malformações do recém-nascido, sendo que os distúrbios comportamentais nos bebês têm sido associados ao uso moderado do álcool.

Segundo Hermann Grinfeld, um dos vários colaboradores da obra de José Hugo de Lins Pessoa, *Puericultura: conquista da saúde da criança e do adolescente*, o álcool cruza a placenta, via sangue materno, e vai para o líquido amniótico e para o feto. A placenta humana tem capacidade metabólica limitada para o álcool, e o fígado fetal também não tem um sistema eficaz para metabolizar o etanol, de tal modo que a redução dos níveis de álcool se dá primordialmente pela reentrada na circulação materna.

Porém, não se sabe qual quantidade ingerida de álcool pode causar efeitos deletérios, se uma dose diária ou uma dose semanal ou o consumo moderado em um *happy hour*. O fato é que o álcool é o fator mais relevante de retardo mental nos filhos de mães alcoolistas e o principal responsável por malformações no mundo ocidental.

O seu consumo por mulheres grávidas pode levar à síndrome alcoólica fetal (SAF), doença que tem características físicas, psíquicas e neurológicas específicas. Além disso, o consumo do álcool pode causar doenças perinatais graves, como: prematuridade, malformações, retardo no crescimento intra e extrauterino, sofrimento fetal e infecções, com sequelas neurológicas e respiratórias. O recém-nascido de uma alcoolista pesada mama pouco, é irritável, hiperexcitável e hipersensível, tem tremores e diminuição do tônus muscular, possui alteração do padrão do sono, sua muito e pode ter apneia.

Entre o 5º e o 7º ano de vida, vai acentuando o déficit de atenção e a hiperatividade, mas as alterações faciais, que mudam com o tempo, fazem com que o diagnóstico seja mais preciso nessa faixa etária. Além disso, pode também apresentar distúrbios na fala e déficit auditivo.

A SAF aumenta de três a sete vezes a probabilidade de ocorrer a Síndrome da Morte Súbita Infantil, contribuindo assim para o aumento dos índices de mortalidade em crianças de uma determinada população ou etnia e é uma condição, que irá se perpetuar por toda a vida, levando a dificuldades sociais, desajustes emocionais e familiares, abuso de álcool e de outras drogas, problemas de saúde mental, comportamento sexual inadequado, vitimização, baixa autoestima e morte prematura.

Tabagismo

O tabagismo é considerado pela Organização Mundial de Saúde (OMS) uma das principais causas evitáveis de mortes em todo o mundo. A cada ano aproximadamente cinco milhões de pessoas morrem por doenças relacionadas ao tabaco, e a previsão é que, persistindo o atual modelo de consumo, em 2020, serão dez milhões de mortes ao ano, sendo que 70% dessas perdas ocorrerão nos países em desenvolvimento.

Devido às campanhas antitabagismo, houve uma redução do número de fumantes, tanto em homens (com 15 anos ou mais, 43% fumavam em 2000, em comparação aos 34% em 2015) quanto em mulheres (11% fumavam em 2000, em comparação aos 6% em 2015).

Existe um crescente conjunto de evidências sugerindo que o tabagismo é fator de risco para diabetes e câncer, relacionado a fatores como: obesidade, sedentarismo e uso do álcool. O total de mortes associadas ao uso de tabaco atingiu a cifra de sete milhões por ano.

Uma pesquisa divulgada pela revista inglesa *Addiction*, em 2015, mostra que 87% das mulheres que fumam não deixam o vício de lado quando engravidam. Outro estudo reproduzido na mesma publicação revela que 76% das grávidas, que abandonam o cigarro, voltam a consumi-lo até seis meses depois da chegada do filho.

Fumar durante a gestação traz sérios riscos para a saúde da mãe e do bebê. Ainda assim, nesse período, muitas mulheres não abandonam o vício antes de engravidar.

O fumo na gravidez é responsável por 20% dos casos de fetos com baixo peso ao nascer, 8% dos partos prematuros e 5% de todas as mortes perinatais[3]. Estudos mostram que o tabagismo na gestação pode contribuir para a síndrome da morte súbita do bebê, além de causar importantes alterações no desenvolvimento do sistema nervoso fetal.

A nicotina causa vasoconstrição dos vasos do útero e da placenta, reduzindo o fluxo sanguíneo e a oferta de oxigênio e nutrientes para o feto. As exposições pré e perinatais à nicotina têm sido relacionadas a alterações da cognição e do desenvolvimento psicomotor e sexual do jovem. Estudos mostraram que a exposição fetal aos compostos do tabaco compromete o crescimento dos pulmões e leva à redução das pequenas vias aéreas, implicando alterações funcionais respiratórias na infância, que persistem ao longo da vida. O desenvolvimento pulmonar modificado pode estar associado ao aumento do risco futuro de doença pulmonar obstrutiva crônica, câncer de pulmão e doenças cardiovasculares.

A nicotina provoca alterações súbitas e momentâneas no aparelho cardiovascular da gestante, com elevação da frequência cardíaca e da pressão arterial sistêmica.

As alterações físicas e mentais, que ocorrem com a influência do álcool e do tabagismo, são totalmente preveníveis. Se a gestante se abstiver do consumo de álcool ao longo de sua gravidez ou até mesmo antes da concepção (pois os piores danos ocorrem no período embrionário, que é o das primeiras

---

3. PESSOA, J. H. L. *Puericultura: conquista da saúde da criança e do adolescente*. 1. ed. São Paulo: Atheneu, 2013.

quatro a seis semanas de vida intrauterina), muitas afecções serão evitadas nos recém-nascidos.

Se a futura mamãe tem amor ao pequeno ser que está gerando, é bom que saiba que precisa se abster de álcool e de tabaco já antes de concebê-lo. A Academia Americana de Pediatria e do Colégio Americano de Ginecologistas e Obstetras recomenda a absoluta abstinência de álcool e de tabaco, em qualquer quantidade e em qualquer fase da gravidez.

Exames físico e sorológico

Se você pretende engravidar, deixamos neste capítulo recomendações referentes aos exames sorológicos e às vacinas para o perfeito desenvolvimento do bebê e para a saúde da gestante.

O exame físico das mulheres na pré-concepção é o mesmo do controle periódico de saúde, ou seja, com observação da tireoide, pele, mamas, coração, pulmões e avaliação pélvica, incluindo colpocitologia oncótica, infecções sexualmente transmissíveis (gonorreia e clamídia) e avaliação da arcada dentária, pois problemas periodontais têm sido protagonistas de nascimentos prematuros.

As mulheres não podem deixar de fazer uma série de exames laboratoriais antes de engravidarem, pois o que se preconiza é evitar qualquer tipo de infecção que acometa a gestante e afete o embrião, dentre eles: rubéola, varicela (nas mulheres com história negativa), hepatite B, hemograma completo, Anti-HIV (AIDS), glicemia de jejum e sorologia para toxoplasmose (doença infecciosa causada pelo protozoário *Toxoplasma gondii* encontrado nas fezes de gato e de outros felinos).

De acordo com a avaliação médica reportada do histórico da paciente, existem alguns exames laboratoriais opcionais: hepatite C, citomegalovírus, parvovirose, nível de fenilalanina, mapeamento genético e pesquisa de infecções sexualmente transmissíveis (IST).

É importante lembrar que todas as exposições à radiação que por ventura a mulher necessite fazer por rotina como: mamografia, radiografias torácicas ou dentárias devem ser realizadas antes da concepção.

Vacinas

É importante lembrar que as mulheres deverão ser imunizadas pelo menos um mês antes da concepção com as seguintes vacinas contra: rubéola, varicela-zoster e hepatite. Mulheres grávidas são mais suscetíveis às complicações da Influenza, por isso em tempos de maior risco, preconiza-se a vacinação das gestantes.

Educação alimentar

Inúmeras publicações nos ensinam que o caminho ideal para alcançar a longevidade com saúde está na mudança do estilo de vida, aliando uma dieta balanceada à prática regular de atividade física.

Para que você possa usufruir de uma alimentação de boa qualidade, é preciso estabelecer regras básicas no cardápio de toda a família, ou seja:

1. **Faça dos alimentos *in natura* ou minimamente processados a base de sua alimentação.**

    Alimentos *in natura* são obtidos diretamente de plantas ou de animais e não sofrem qualquer alteração após deixar a natureza. Geralmente, são embalados, fracionados, refrigerados ou congelados para não deteriorarem. Estão incluídos nesse grupo: legumes, verduras, frutas, batata, mandioca e outras raízes e tubérculos.

    Quando os alimentos *in natura* são submetidos a processos de limpeza, remoção de partes não comestíveis ou indesejáveis, fracionamento, moagem, secagem, fermentação, pasteurização, refrigeração, congelamento e processos similares, que não envolvem agregação de sal, açúcar, óleos, gorduras ou outras substâncias ao alimento original, são chamados de **alimentos minimamente processados**. Fazem parte desse grupo: arroz branco, integral ou parbolizado, a granel ou embalado; milho em grãos ou na espiga, grãos de trigo e de outros cereais; feijão de todas as cores, lentilhas, grão-de-bico e outras leguminosas; cogumelos frescos ou secos; frutas secas, sucos de frutas e sucos de frutas pasteurizados e sem adição de açúcar ou outras substâncias; castanhas, nozes, amendoim e outras oleaginosas sem açúcar ou sal; cravo, canela, especiarias em geral e ervas frescas ou secas; farinhas de mandioca, de milho ou de trigo e macarrão ou massas frescas ou secas feitas com essas farinhas e água; carnes de gado, de porco e de aves e pescados frescos, resfriados ou congelados; leite pasteurizado, ultrapasteurizado (longa vida) ou em pó, iogurte (sem adição de açúcar); ovos; chá, café e água potável.

2. **Utilize óleos, gorduras, sal e açúcar em pequenas quantidades ao temperar e cozinhar alimentos e criar preparações culinárias.** Desde que utilizados com moderação, contribuem para diversificar e tornar mais saborosa a alimentação sem que fique nutricionalmente desbalanceada. Óleos vegetais (soja, milho, girassol e oliva), gorduras (manteiga e a gordura de coco), sal e açúcar (refinado branco, mascavo e demerara) são produtos alimentícios fabricados pela indústria com a extração de substâncias presentes em alimentos *in natura* ou, no caso do sal, presentes na natureza.

3. **Limite o consumo de alimentos processados**, pois os ingredientes e métodos usados na fabricação alteram de modo desfavorável a composição nutricional dos alimentos dos quais derivam. Em pequenas quantidades podem ser consumidos como ingredientes de preparações culinárias ou parte de refeições baseadas em alimentos *in natura* ou minimamente processados. Exemplos: cenoura, pepino, ervilhas, palmito, cebola, couve-flor preservados em salmoura ou em solução de sal e vinagre; extrato ou concentrados de tomate (com sal e/ou açúcar); frutas em calda ou cristalizadas; carne seca e toucinho; sardinha e atum enlatados; queijos; pães feitos de farinha de trigo, leveduras, água e sal.

4. **Evite o consumo de alimentos ultraprocessados**, pois são nutricionalmente desbalanceados. Por conta de sua formulação e apresentação, tendem a ser consumidos em excesso e a substituir alimentos *in natura* ou minimamente processados. Temos como exemplos os biscoitos recheados, salgadinhos de pacote, refrigerantes e macarrão instantâneo, refrescos na versão em pó, produtos congelados prontos para aquecer e desidratados

como misturas para bolos, sopas em pó, tempero pronto, cereais matinais, barras de cereal, bebidas energéticas. Pães e produtos panificados tornam-se alimentos ultraprocessados quando, além dos ingredientes básicos como: farinha de trigo, leveduras, água e sal, são incluídas substâncias como gordura vegetal hidrogenada, açúcar, amido, soro de leite, emulsificantes e outros aditivos (xarope de milho e frutose, agentes de massa, espessantes, emulsificantes, corantes, aromatizantes, realçadores de sabor e vários outros tipos de aditivos).

5. *Evite os alimentos embutidos.* Entende-se por embutidos, os produtos elaborados com carne picada e condimentada sob a forma geralmente simétrica. A mais usada é a suína, cujo embutido em sua origem era confeccionado com as tripas do próprio animal. São alimentos ricos em gorduras saturadas, sal, açúcares, nitratos e nitritos, especiarias e conservantes. Presunto, mortadela, salame, salsichas, linguiças e carne seca são alguns de seus exemplos clássicos. Atualmente, também encontramos produtos provenientes de aves, como frango e peru.

Muitos são os motivos para evitá-los. Nitritos e nitratos são as substâncias usadas para a conservação dos embutidos e alguns enlatados. No estômago, transformam-se em nitrosaminas, composição cientificamente cancerígena se consumida de forma contínua e abundante. Para tornar esses alimentos mais duráveis e saborosos, são usados inúmeros aditivos químicos, tais como: aromatizantes, corantes, estabilizantes, conservantes, acidulantes, responsáveis por sabor, cheiro e aspecto natural dos alimentos industrializados. Muitos podem causar alergias e intolerâncias, além de serem nocivos em quantidades pequenas. Embutidos oferecem alto teor de sódio, inclusive aqueles provenientes de aves, elevando o risco para o desenvolvimento de hipertensão arterial. Vale lembrar que todos esses produtos são fontes de gordura, principalmente saturada, responsável pelo aumento de colesterol no organismo; eles têm o dobro de gordura das carnes *in natura*.

Sintetizando todas as informações anteriormente expostas, é possível elaborar um cardápio alimentar saudável, seguindo as instruções abaixo:
- Evite os carboidratos simples (refinados e açucarados brancos): eles aumentam os níveis de insulina no sangue. Portanto, o arroz branco e todos aqueles feitos com farinha branca devem ser consumidos moderadamente.
- Adicione em sua dieta os carboidratos complexos (integrais), como: arroz integral, aveia, quinoa e massas integrais.
- Utilize muitos vegetais folhosos, frutas e verduras (especialmente espinafre, couve e brócolis), ricos em vitaminas, sais minerais e pouquíssimas calorias. Portanto, é possível comer muitas frutas (em média 4 unidades ao dia) e verduras, saciar-se e ver grandes alterações na linha da cintura, pois esses alimentos colaboram na eliminação daqueles "quilinhos a mais".
- Opte por peixes ricos em ômega-3 tais como: salmão, sardinha, atum, cavala, arenque, por possuírem ação anti-inflamatória.
- Acostume-se a consumir oleaginosas (nozes, castanhas-do-pará e castanhas-de-caju, amêndoas, avelãs, pistaches e macadâmia). Elas são ricas em fibras, minerais como magnésio, zinco, cálcio, potássio, selênio e ótimas fontes de gorduras monoinsaturadas e poli-insaturadas, as chamadas gorduras do "bem". Ainda temos como exemplos as sementes de linhaça, de chia e de girassol, além do abacate e do azeite de oliva. A recomendação é consumir uma porção diária de oleaginosas *in natura*, sem sal. Pelo fato de serem calóricas, existem na literatura algumas controvérsias quanto à quantidade recomendada para se obter os benefícios desejados, mas há um consenso entre nutrólogos e nutricionistas de que até duas unidades de castanha-do-pará ao dia são suficientes para obter a quantidade desejável de selênio que o organismo necessita. Quanto às demais, 4 unidades de nozes (2 nozes inteiras), ou 4 unidades de amêndoas, ou 4 unidades de castanhas-de-caju, ou 4 unidades de avelãs ao dia.

*Fique atento(a): são 4 unidades de uma delas que devem ser consumidas no seu dia, não todas elas!

- Evite os embutidos ao máximo, pelas razões já anteriormente expostas. Restrinja a um lanche na semana com alimentos pertencentes a esse grupo.
- Saiba fazer trocas saudáveis, substituindo os queijos amarelos, salames, presuntos, salsichas por patês feitos com grão-de-bico, coalhadas e berinjelas com ervas frescas.
- Evite o xarope de milho e de frutose presentes nos alimentos industrializados, como: refrigerantes, sucos prontos para consumo (suco de caixinha), condimentos (*ketchup* e mostarda), frutas em conserva (enlatadas), geleias, doces, bolos, pudins, pós para bebidas, dentre outros.

  O xarope de milho e frutose causa diversos efeitos nocivos e é um dos responsáveis pelo sobrepeso em adultos e crianças, favorecendo o aparecimento de diabetes e obesidade.
- Diga não ao consumo de refrigerantes, inclusive àqueles na versão zero, pois são ricos em sódio, elevando, dessa forma, a pressão arterial. Opte por refrescantes limonadas com folhas de hortelã; o limão possui em sua casca uma substância chamada limoneno, que tem a capacidade de penetrar com facilidade nos tecidos e nas células do organismo, agindo como um poderoso solvente de toxinas e gorduras.

É importante lembrar que, em algumas situações específicas, um especialista na área de nutrição deve ser recomendado para elaborar dietas restritivas ou balanceadas. Uma nutrição pré-concepcional de qualidade leva a um melhor desempenho gestacional e pleno desenvolvimento das crianças na primeira infância, e, atualmente, descobriu-se a sua influência na vida adulta.

Suplementos vitamínicos devem ser descontinuados antes de engravidar, pois podem levar a um risco fetal. Da mesma forma, altas doses de vitamina A podem desencadear malformações congênitas.

Toda mulher que deseja engravidar deve fazer uso contínuo de ácido fólico (400 mcg a 800 mcg) para redução das alterações do tubo neural, assim como para evitar malformações, que podem acontecer pela presença dos antagonistas do ácido fólico (cardiovasculares, defeitos de membros, lábios e palato, trato urinário).

Mulheres com fenilcetonúria (PKU) precisam estar com suas dietas adequadas. Fenilcetonúria é uma doença rara, congênita e genética, na qual a pessoa nasce sem a capacidade de quebrar adequadamente moléculas de um aminoácido chamado fenilalanina que, em doses elevadas, são tóxicas ao sistema nervoso central e podem causar dano cerebral. Portanto, as crianças podem nascer com rebaixamento intelectual ou doenças cardíacas.

Atividade física

A participação em programas de exercícios físicos é fundamental para uma vida saudável e longeva, dizem os especialistas.

Entende-se por atividade física, qualquer movimento corporal gerado pela musculatura esquelética e que produza um gasto energético maior do que em repouso.

Há muitas vantagens em se exercitar. Prevenção é a sua maior qualidade, pois fortalece o sistema autoimune, impedindo a incidência de doenças crônicas, como o diabetes, a hipertensão arterial, as doenças cardiovasculares, a osteoporose, a obesidade, entre outras.

A prática regular de exercícios físicos fortalece a saúde física, ou seja, aumenta a resistência cardiovascular, promove o desenvolvimento muscular e, dessa forma, evita a fragilidade óssea, as articulações se tornam mais fortes, promovendo maior flexibilidade, equilíbrio e condicionamento físico dos praticantes.

Além disso, colabora para o equilíbrio da saúde mental, produzindo uma sensação de bem-estar, através da liberação de endorfinas que promovem melhora de humor e previnem o estresse, a ansiedade e a depressão.

Unindo o útil ao agradável, a atividade física de mulheres praticada de forma regular controla o peso corporal, propicia o aumento da fertilidade, diminui o risco de aborto e leva à recuperação do peso corpóreo com muito mais facilidade.

Considere que a prática regular de atividade física é a melhor terapêutica não farmacológica (sem uso de remédio), de baixo custo, eficaz e eficiente quando empregada de maneira adequada, independentemente do estado do organismo.

Para a mulher que pretende engravidar, a restrição parcial ou total da prática de exercícios físicos está associada ao mau controle de alguma doença pré-existente como o diabetes descompensado, a pressão arterial acima de 140 × 100 mm/Hg ou a hipertensão acima de 160 × 110 mm/Hg, além das diversas complicações ortopédicas às quais se deve dar atenção especial.

O tipo de atividade física para pessoas saudáveis está relacionado com a afinidade. Deve-se iniciar com exercícios que proporcionem prazer. Com isso, o praticante apresentará maior aderência e regularidade dentro dos programas. Para ficar bem condicionado, não há necessidade de atividade física intensa e desgastante; é preciso apenas que haja regularidade nos exercícios, que devem ser feitos de forma progressiva, complementando modalidades aeróbicas (andar, correr, nadar, pedalar) com as de flexibilidade (alongamento) e de força e resistência muscular (musculação).

As atividades aeróbicas têm como finalidade intrínseca melhorar as ações metabólicas, que, se bem programadas, podem conduzir à perda de peso de maneira mais saudável, restaurando as funções dos diversos sistemas que envolvem o metabolismo.

O exercício de fortalecimento tem como objetivo o ganho de massa muscular, e, com isso, a pessoa passa a gastar mais energia durante as sessões, pois esse processo produz maior gasto energético durante o repouso.

Vale lembrar que cada ser é distinto dos demais e cada um reage de forma diferente aos efeitos da mesma causa. Por isso, os treinos devem ser personalizados. A resposta irá depender da genética e do empenho de cada praticante.

Caso a pessoa tenha diabetes, é necessário que haja um controle da glicemia antes, durante e após cada sessão de exercícios e considere também que pode haver a necessidade de controlar em outros momentos durante a rotina diária. Essas medidas devem ser devidamente inseridas em uma planilha com observações com relação a cada episódio. A iniciativa vai gerar a criação de um banco de dados juntamente com uma ficha de evolução.

No caso de mulheres, as anotações criarão um histórico minucioso. A equipe vai controlar as evoluções com os demais exames clínicos e laboratoriais. Com esses dados, os profissionais de saúde avaliarão o momento em que elas entrarão em estado de equilíbrio mais adequado para engravidar.

Não seria possível encerrar este capítulo sem antes agradecer a generosa contribuição do educador físico e mestre Eracliton Viana pelas importantes informações relativas à atividade física.

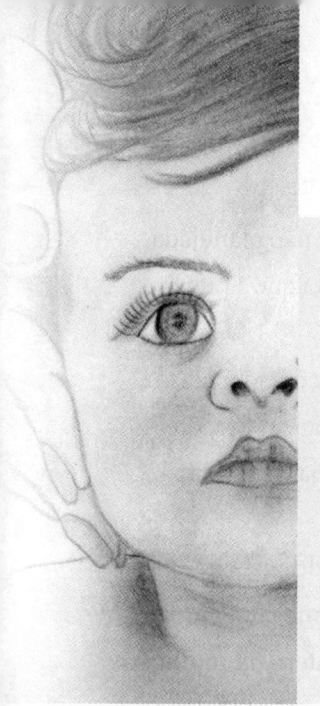

CAPÍTULO 5

CUIDADOS NA GESTAÇÃO

Vivemos em um mundo conectado à televisão, à internet, aos tablets, aos celulares, e conseguimos falar com pessoas a muitas milhas de distância, em outros continentes, atravessando os oceanos. Embora a internet possibilite transpor tantos quilômetros, a comunicação entre o bebê e a mãe nos emociona muitas vezes mais, mesmo não utilizando os aparatos tecnológicos.

A conexão entre a mãe e o bebê é única. Já é sabido que, no terceiro trimestre da gestação, o bebê desenvolve seus sentidos: torna-se sensível à luz, aos ruídos, ao gosto e aos odores. Ele ouve músicas, reconhece a voz da mãe, os sentimentos dela, o toque na barriga, o carinho materno... uma relação de cumplicidade se forma. Por isso, os médicos sugerem que a mãe converse com seu filho nesse período, pois, com os estímulos, ele responderá com chutes e movimentos, que vão emocionar qualquer gestante. É uma inter-relação e um amor que vão muito além do cordão umbilical!

Transformações no corpo da mulher

Pronto, você descobriu que está grávida. Se a gestação foi ou não planejada, agora você precisa marcar uma consulta no ginecologista, para que a prepare para dar à luz ao ser divino.

Serão muitos meses de transformação no seu corpo, e você será a pessoa primordial para acompanhar todo esse processo. Muitas mudanças corpóreas vão acontecer, e, por isso, é essencial que entenda cada uma delas para se sentir segura e dar à luz a um ser tão frágil e dependente.

Nas primeiras semanas de gravidez, o embrião não mede mais do que um grão de ervilha, mas já tem uma ligação com a mãe por meio do cordão umbilical, via que conecta à placenta, órgão formado no útero da mulher grávida, responsável por alimentar o bebê, transferir oxigênio, secretar alguns hormônios para o seu desenvolvimento e aconchegá-lo.

No segundo mês de gestação, a mãe pode ouvir os batimentos do coração do bebê com ajuda do estetoscópio especializado. Começa o desenvolvimento dos sistemas nervoso, digestório, circulatório e respiratório, sem citar a formação dos olhos, da boca, do nariz, dos braços, das pernas e das unhas.

Quando completar o terceiro mês de gravidez, há a formação dos genitais.

Nesse período, aumenta a produção de progesterona, o que interfere no ritmo da digestão, deixando-a mais lenta e sobrecarregada, ocasionando, assim, os sintomas de enjoo, vômitos, azia, excesso de sono e gases estomacais, que podem levar a refluxos. É comum também a maior necessidade de urinar, que pode resultar em dificuldades para dormir. Uma reclamação recorrente de algumas gestantes é o aparecimento de celulite, devido ao aumento do hormônio estrogênio, que provoca retenção de líquidos e dificulta a microcirculação.

Outros efeitos comuns da gestação são: o rompimento das fibras da pele, ou seja, a formação de estrias devido ao crescimento da barriga, dos quadris e dos seios; e o desenvolvimento do melasma, pigmentação de cor marrom, que costuma surgir no rosto das futuras mamães, tendo maior incidência com a exposição ao sol. Essas manchas podem aparecer nas auréolas dos seios, devido à alteração do hormônio regulador da pigmentação MSH.

No início do quarto mês de gravidez, o bebê mexe muito as pernas e braços e dá cambalhotas. Ele também já consegue engolir pequenas quantidades de líquido amniótico e seu intestino já produz um tipo de excremento chamado de mecônio. Ainda há muito para se desenvolver, pois sua pele não passa de uma película muito fina que permite ver os vasos sanguíneos.

No mês seguinte, a cartilagem do bebê começa a endurecer, para que forme o esqueleto, suas orelhas já se posicionam e, com isso, começa a ouvir as batidas do coração da mãe e os movimentos do intestino materno. Sua pele começa a ter uma proteção gordurosa, a mesma que cobre o bebê e conseguimos reconhecer após o parto.

Nas semanas seguintes, o bebê continua seu crescimento, incluindo o desenvolvimento das glândulas sudoríparas (responsáveis por produzir o suor, função importante para regular a temperatura do corpo e eliminar substâncias tóxicas), do pâncreas, da dentição, da gengiva, entre outros.

Com todo esse desenvolvimento, a gravidez já começa a ficar aparente, principalmente, a partir da 13ª semana e a futura mamãe consegue exibir uma barriguinha. Os enjoos e os vômitos vão diminuindo até desaparecerem. A vontade de urinar a toda hora vai aumentar na proporção em que a bexiga for sendo comprimida pelo bebê em formação. Outros sintomas importantes são relativos às regiões gastrointestinais: há acúmulo de gases e prisão de ventre. Batimentos cardíacos se tornam mais acelerados e os rins ficam sobrecarregados devido ao aumento de circulação de sangue. Com o aumento do peso, há mais dores nas costas, inchaço nas pernas, ocasionando varizes e aumento da sensação de cansaço.

Há relatos de que o cabelo ficou mais volumoso e/ou sedoso, ou mais escuro e/ou grosso. Esses efeitos são ocasionados devido ao aumento dos hormônios sexuais androgênios.

No último trimestre, o bebê ganha peso, a sua pele estica, desenvolve o pulmão e seus sentidos aos ruídos, ao gosto, aos odores e à luz. Ele passa a reconhecer a voz da mãe e as músicas, devido aos desenvolvimentos do sistema nervoso central e intelectual. O bebê nesta fase tem 300 ossos, enquanto os adultos têm 206. Aos poucos estes ossos vão se solidificando. As fontanelas se mantêm abertas, principalmente na parte superior central para facilitar a passagem da cabeça pela pélvis e pela vagina durante o parto normal.

Para as futuras mamães, nesse trimestre, podem se intensificar alguns sintomas como inchaços, varizes, dificuldades para dormir, azia, dores nas costas, cansaço e vontade de urinar. Outros sintomas podem surgir como cãibras, devido à falta de cálcio e de potássio, hemorroidas, desconforto abdominal, devido à compressão de certos órgãos pelo desenvolvimento do bebê. Há muitos relatos de gestantes de que os seios crescem visivelmente e chegam a expelir uma secreção de cor amarelada, chamado colostro, substância rica em anticorpos, que, no momento do nascimento, dará origem ao leite.

Importância do pré-natal

Tão logo a gravidez seja confirmada, o primeiro passo é marcar uma consulta com um obstetra – médico especializado na área de ginecologia e obstetrícia, responsável por acompanhar o desenvolvimento do feto e a saúde materna durante a gravidez –, que deverá ser visitado todo mês.

Nessas consultas periódicas, a gestante será pesada, os batimentos cardíacos auscultados e será submetida a exames laboratoriais. Todo esse processo de acompanhamento médico e laboratorial do pré-natal, além do fornecimento de medicamentos, é um direito garantido à mulher brasileira, por isso, é oferecido pelo Sistema Único de Saúde, o SUS, por todo o país.

Ao longo dos nove meses, muitos problemas poderão ocorrer. Alguns fáceis de solução, como, por exemplo, correção da alimentação, repouso, higiene íntima mais apurada e utilização de medicamentos específicos, enquanto outros podem exigir repouso absoluto da mãe, acompanhamento intensivo do médico e até intervenções cirúrgicas tanto na gestante como no bebê em formação. Por meio do pré-natal, estabelece-se um vínculo de confiança entre gestantes e médico.

Exames rotineiros de sangue e de urina são solicitados a cada trimestre da gravidez, para acompanhar principalmente as taxas de açúcar (glicemia) e o percentual de plaquetas, glóbulos brancos e vermelhos, aferir a pressão arterial, além de monitorar a ocorrência de eventuais infecções, entre outros problemas. Exames mais específicos irão depender sempre da idade da gestante, do seu histórico médico familiar, da sua exposição a riscos e dos resultados dos testes rotineiros. Temos exemplos de suspeitas de doenças e de exposição a situações de risco que comprometem a gravidez. São os casos de a gestante ser portadora de IST (infecções sexualmente transmissíveis), de apresentar problemas de saúde, de viver em condição de moradias insalubres ou de ter tido contato com pessoas ou animais doentes, além da má formação do feto de origem genética.

É importante solicitar, especialmente na primeira consulta do pré-natal, o exame que identifica o tipo sanguíneo (ABO) e o fator Rh da gestante. Essa é uma recomendação imprescindível para o caso da necessidade de uma eventual transfusão, já que transfusões exigem compatibilidade de tipos e fatores sanguíneos, entre receptores e doadores, informação que salva a vida principalmente dos receptores que podem apresentar uma rejeição.

Durante a gestação, saber o tipo sanguíneo da mãe é de extrema importância. Grávidas que têm sangue Rh- devem ficar atentas quando estiverem gerando um bebê com fator Rh+. Isso porque há o risco de ocorrer a eritroblastose fetal, que consiste em um ataque dos anticorpos da mãe contra o filho em gestação, identificando o corpo materno como ameaça devido à incompatibilidade sanguínea. Esse problema é mais relatado na segunda gestação.

Existe hoje no Brasil uma "vacina" de imunoglobulina que pode ser injetada na 28ª semana e 72 horas após o parto, que evitará o ataque dos anticorpos da mãe ao bebê.

Também é recomendado realizar três exames de urina durante a gestação para detectar a existência eventual de infecção urinária, que, se não diagnosticada a tempo, pode gerar complicações principalmente nos rins da gestante; além do exame de fezes no início da gravidez para identificar verminoses, que podem prejudicar o bebê. No final da gestação, também é indicado o exame de cultura de secreção vaginal, para identificar se há a presença de bactérias que possam contaminar o recém-nascido. Caso sejam identificadas, o uso de antibióticos durante o trabalho de parto resolverá o problema.

Um dos exames mais aguardados pelas mamães é a ultrassonografia, que tem por finalidades identificar a idade gestacional, mostrar se a gravidez não está ocorrendo fora do útero, determinar quantos bebês estão sendo formados, acompanhar a evolução da gestação, a formação do bebê e se ele está na posição correta para o parto.

O exame de glicemia identifica a taxa de açúcar presente no sangue. Se estiver elevada (acima de 99 mg/dl), pode ser indício de um quadro de diabetes gestacional, condição que ocorre quando os hormônios produzidos na gestação e o ganho de peso bloqueiam a capacidade do corpo da mulher de usar a insulina de maneira adequada. O diabetes gestacional pode afetar de 2% a 5% das mulheres grávidas. A doença pode resultar em complicações para mãe e para a criança. Os riscos são minimizados pelo controle adequado da glicemia, com uma dieta balanceada, com a prática de exercícios físicos e, quando necessário, com o uso de insulina. Esse tipo de diabetes pode desaparecer após o parto, mas é de conhecimento que essas mulheres terão maior risco de apresentar diabetes tipo 2.

A incidência ocorre mais frequentemente quando a gestante apresenta um ou mais fatores aqui elucidados: 25 anos de idade ou mais; sobrepeso; histórico familiar de diabetes; e ter dado à luz a um bebê de peso igual ou superior a 4,5 kg. Independentemente da necessidade ou não de insulina, durante toda a evolução da gravidez, é necessário fazer o monitoramento das taxas glicêmicas, que deve ser analisado por um médico.

Caso específico

Para as mulheres que têm diabetes, um dos principais cuidados além de todos os citados anteriormente, é manter a hemoglobina glicada, média da glicemia dos últimos três meses, abaixo de 7% para evitar qualquer complicação, entre elas: risco de aborto e de má formação do filho, problemas respiratórios e crescimento exagerado, chamado macrossomia.

Para que o bebê se desenvolva de forma saudável, os especialistas recomendam manter a glicemia com valores menores de 100 mg/dl em jejum e 130 mg/dl após uma hora da refeição, praticar exercícios físicos regulares, assim como ter uma dieta equilibrada e fracionada. É importante fazer o controle das complicações crônicas, como retinopatia diabética, que ocorre quando o excesso de glicose no sangue danifica os vasos sanguíneos dentro da retina.

Por isso, vários estudos já mostraram que quanto mais se mede a glicemia, maior o controle glicêmico e, como consequência, menores as complicações de outras doenças originadas pelo mau controle. Para isso, a utilização de glicosímetros tradicionais e/ou pelos sensores existentes no mercado traz segurança tanto para a gestante como para o bebê, a fim de que continuem saudáveis por todo o período. Além disso, é a melhor maneira de saber se a associação de exercícios físicos, alimentação balanceada e a utilização de medicamentos estão levando o tratamento para o caminho certo.

Nas pessoas com diabetes tipo 2, os médicos poderão aconselhar a paciente a substituir os medicamentos orais por insulina para que não afete o bebê. Para as mulheres com diabetes tipo 1, alguns especialistas recomendam o sistema de infusão contínua de insulina, também chamado de bomba de insulina, aparato tecnológico que é acoplado ao corpo e libera a quantidade exata de insulina, previamente programada.

Ao utilizar as seringas, as canetas ou a própria bomba de insulina, as doses do hormônio precisam ser ajustadas com frequência e, normalmente, aumentam bastante no 2º e 3º trimestres.

Nutrição

A orientação para as gestantes nesse período é que consumam 300 calorias a mais por mês, de maneira que engordem de 1 a 1,5 kg mensalmente, para que, no final da gravidez, ganhem no máximo 12 kg. Durante esse período, as mães precisam ficar atentas, pois dependendo do trimestre, os enjoos e os vômitos prejudicam o apetite, enquanto em outros elas sentem muita fome.

Além de suplementar a dieta com ácido fólico antes da gravidez e no primeiro trimestre (400 mcg a 800 mcg), é essencial inserir vegetais verde-escuros (espinafre, couve, brócolis), cereais e frutas cítricas. Uma constatação dos médicos é que boa parte das gestantes apresentam falta de ferro, o que causa anemia. Por isso, recomenda-se o consumo de alimentos ricos desse nutriente, como carnes vermelhas, aves, peixes, feijão, lentilha e aveia.

As mães durante a gestação precisam ter uma dieta balanceada que contenha as vitaminas A, B1, B3, B6, C e D, magnésio, cálcio, proteínas, carboidratos e lipídeos. Caso o médico constate falta de algumas dessas vitaminas, poderá orientar uma suplementação.

Atividade física na gestação

A gravidez proporciona muitas transformações no corpo de uma mulher. Uma das mais preocupantes é a resistência insulínica, que só piora com o avanço da gestação. A realização de atividade física pode ajudar a reverter esse quadro.

Além disso, o exercício físico regular devidamente prescrito reduz ou elimina problemas na articulação, sem citar a diminuição dos riscos de diabetes gestacional, veias varicosas (inchaço nas pernas), estresse, depressão, melhora o bem-estar, aumenta a autoestima, atua no controle do peso e na maior recuperação pós-parto. Os benefícios para o bebê incluem um peso mais saudável ao nascer, menor risco de má formação, principalmente no tubo neural, de macrossomia (recém-nascido com mais de 4 kg) e de anomalias congênitas.

Orientações a cada trimestre

Para elencar as principais atividades físicas mais recomendadas a cada trimestre, aqui seguem informações muito importantes.

No primeiro trimestre, é comum que a gestante tenha cansaço, sonolência, falta de concentração, enjoo, má digestão, entre outros sintomas. Nesses casos, se ela já está acostumada com os exercícios, é importante que não faça esforços intensos e atividades que exijam muita concentração. Um dos princípios é evitar qualquer desconforto ou possibilidade de lesão.

Devem ser evitados exercícios em decúbito ventral e realizar apneia (prender a respiração). Atividades indicadas nesse período são a mobilização articular, a respiração, o alongamento e o fortalecimento com o próprio peso corporal. A prática de yoga também é aceita, e, mais recentemente, as pesquisas têm apresentado bons resultados com exercícios na água. Sempre respeitando o princípio de que, no primeiro trimestre, a intensidade deve ser de leve a moderada.

No segundo trimestre, podem ser prescritos exercícios mais elaborados com características de intensidade moderada. Atenha-se às recomendações médicas. A partir desse período, inicia-se o fortalecimento da região do períneo e dos membros inferiores e a estabilização da postura e do quadril. Os exercícios aeróbios são bem-vindos em todo o período de gestação, como bicicleta, hidroginástica, caminhada, entre outros. Deve-se elevar um pouco mais a intensidade associada, especialmente, a exercícios de respiração, para que os resultados sejam mais efetivos.

No segundo e terceiro trimestres, os exercícios na água parecem apresentar ótimos resultados com relação aos desconfortos dolorosos e inchaço, proporcionando as sensações de relaxamento e de bem-estar.

Um treino misto, envolvendo atividades aeróbias, alongamento e exercícios resistidos, deve ser adotado. Com duração entre 15 e 60 minutos, os exercícios aeróbios aplicados podem ser realizados três vezes por semana, duas vezes dedicados ao fortalecimento acrescidos de alongamento. Dentro do mesmo programa, podem ser acrescentados exercícios para respiração, relaxamento, concentração, meditação, entre outros.

As gestantes devem ser orientadas a relatar a ocorrência de: contrações uterinas rítmicas (mais de três contrações em dez minutos); sangramento vaginal; redução de movimentos fetais; perda de líquido amniótico; dor de cabeça; fadiga muscular; trabalho de parto; sintomas de hipoglicemia, tais como náuseas e tonturas; falta de ar; palpitações; e aumento de inchaço das mãos, dos pés e dos tornozelos.

Há algumas restrições que também devem ser levadas em conta: doença cardíaca (grave), tromboflebite (inflamação de uma ou mais veias causada por um coágulo sanguíneo), embolismo pulmonar recente, enfermidade infecciosa aguda, risco de parto prematuro, colo uterino incompetente, gestação múltipla, sangramento uterino, e rotura de membrana. Além de doença hipertensiva grave, suspeita de sofrimento fetal, hipertensão arterial essencial, acompanhamento inadequado de pré-natal (com complicações), anemia e outras alterações sanguíneas, enfermidade de tireoide, diabetes *mellitus* mal controlada (e em função de complicações recorrentes como retinopatias, neuropatias etc.), obesidade excessiva ou baixo peso.

O que observamos na literatura é que a prática de exercício devidamente dosado e individualizado está diretamente relacionada com todos os benefícios possíveis para a gestante e o seu bebê, com exceção de exercícios de alta intensidade, que apresentam relação com aborto e nascimento prematuro.

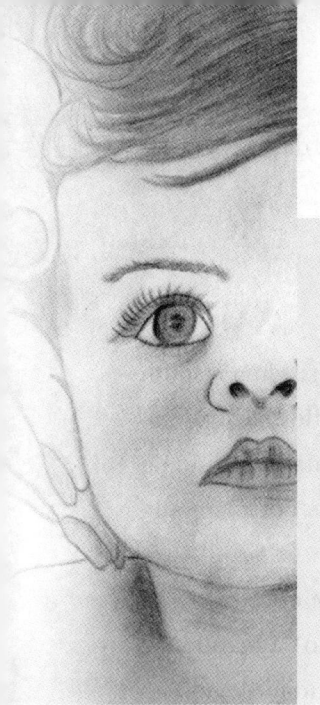

CAPÍTULO 6

CUIDADOS PÓS-GESTACIONAIS

O bebê nasceu! Que felicidade única receber um ser indefeso e tão pequenininho em suas mãos... neste momento, nasce também uma mãe. Vários sentimentos se mesclam e geram insegurança nos pais. "Será que vamos dar conta? Tudo o que aprendemos no pré-natal foi suficiente?"

O aconchego, o calor e a voz da mãe podem acalmar esse ser que acabou de vir ao mundo, desperto com a palmada no bumbum.

Em seguida, após o nascimento, é feito o teste de Apgar, que avalia a respiração, a frequência cardíaca, o tônus muscular, a cor da pele no momento do nascimento (se arroxeada ou escura, apenas com as extremidades arroxeadas, levemente rosadas) e a irritabilidade reflexiva (descreve o nível de irritação do recém-nascido em resposta a estímulos). Na maternidade, ainda são feitos testes do pezinho, da linguinha, do coraçãozinho, do olhinho e da orelhinha, acrescentando as vacinas de BCG e de hepatite B. Também se costuma dar para o recém-nascido a vitamina K, para evitar doenças hemorrágicas, e colírio de nitrato de prata para prevenir a conjuntivite gonocócica, causada pela bactéria conhecida como *Gonococo*, que pode ser transmitida por meio do contato do bebê com a vagina da mãe com o diagnóstico de gonorreia.

Amamentação

No momento do nascimento, o recém-nascido aciona o seu sistema respiratório por meio das fossas nasais. Portanto, nasce com ele o reflexo de respiração nasal. Logo após, vem o da amamentação, que representa o instinto de sobrevivência. A criança aprende a usar o nariz e a posicionar corretamente a língua quando suga o seio da mãe.

Interessante ressaltar, que por obra da sábia natureza, a criança nasce com a mandíbula retraída em relação à maxila (distorelação). Quando faz a apreensão do mamilo, a mandíbula irá deslizar pelo côndilo devido ao estiramento dos músculos faciais, estimulando o crescimento condilar.

A amamentação é responsável pelo desenvolvimento do aparelho estomatognático, do qual fazem parte: os dentes, a língua, os ossos, os maxilares, os músculos, os vasos sanguíneos, o complexo neural e a ATM (articulação temporomandibular).

Portanto, o hábito de mamar promove a maturação muscular, o crescimento mandibular, o desenvolvimento harmonioso da face e o vedamento labial. Além disso, colabora para o desenvolvimento emocional da criança e para a aquisição dos nutrientes necessários e indispensáveis, possibilitando maior resistência a infecções.

O Ministério da Saúde recomenda a amamentação até os dois anos de idade, ou mais, e que, nos primeiros seis meses, o bebê receba somente leite materno (aleitamento materno exclusivo), ou seja, sem necessidade de sucos, chás, água e outros alimentos. Quanto mais tempo o bebê mamar no peito da mãe, melhor para ambos.

A amamentação é vital para a saúde de uma criança ao longo da vida e reduz os custos para as unidades de saúde, as famílias e os governos. Ela melhora o QI, o desempenho e a frequência escolar, além de estar associada a rendas mais altas na vida adulta. O aleitamento materno na primeira hora de nascimento protege os recém-nascidos de infecções e salva vidas, pois nessa fase os bebês correm maior risco de morte por diarreia e outras infecções. Também reduz o risco de câncer de mama nas mães e ajuda-as a emagrecer, pois o leite se fortalece das gorduras localizadas do corpo.

O estudo publicado na revista científica *Lancet* de 2008 ressalta os mesmos benefícios, "o aleitamento materno exclusivo até o sexto mês de vida pode evitar, anualmente, mais de 1,3 milhão de mortes de crianças menores de cinco anos nos países em desenvolvimento. Amamentar os bebês imediatamente após o nascimento pode reduzir em 22% a mortalidade neonatal – aquela que acontece até o 28º dia de vida – nos países em desenvolvimento. No Brasil, do total de mortes de crianças com menos de um ano, 65,6% ocorrem no período neonatal e 49,4% na primeira semana de vida".

Para as mães que têm diabetes, o aleitamento materno consome uma grande quantidade de energia e pode promover oscilações na glicemia. É muito importante que ela monitore a glicemia mais vezes nesse período para evitar hipoglicemias e que ingira mais carboidratos para reabastecer os seus suprimentos do leite.

O primeiro jorro que sai das mamas da mulher depois do parto é o colostro, que começa a aparecer no final da gravidez. De cor amarela, é um alimento riquíssimo, que não pode ser desperdiçado. Por isso, é importante que a mulher não estranhe a cor ou o aspecto dele e procure oferecer logo o peito ao seu filho.

Quanto mais o bebê mamar no peito, mais leite o organismo feminino vai produzir, pois esse processo é comandado pela glândula hipófise, que aciona a produção dos hormônios prolactina e ocitocina.

Para que o leite materno seja o mais saudável possível, é importante que as mães prefiram refeições menos volumosas e feitas com maior frequência, bebam muito líquido, eliminem bebidas alcoólicas, evitem frituras, doces e alimentos industrializados, não abusem do sal e de temperos fortes, não dispensem o leite e seus derivados e procurem se alimentar de maneira equilibrada. Para isso, as refeições devem ter alimentos construtores, que forneçam proteínas e aminoácidos, como carnes, ovos, leguminosas, leites e derivados; alimentos reguladores, que contenham vitaminas e sais minerais, como frutas, verduras e legumes; e, por fim, alimentos energéticos, ricos em gorduras e carboidratos, atuantes como combustíveis do corpo, como óleos, manteigas, açúcares, tubérculos e grãos.

Café e determinados chás não são recomendados, porque podem deixar o bebê agitado. Alimentos como chocolate, alho, cebola, feijão, repolho e brócolis devem ser consumidos com moderação. Uma medida importante é que a mãe não se automedique nesse período para que o medicamento não prejudique o bebê.

O desmame pode ocorrer precocemente (antes dos seis meses até 1 ano de vida) em virtude de doença que necessite de medicamentos que possam prejudicar o bebê por via do leite ou por qualquer outra ocorrência que requeira o uso de mamadeiras. Nesses casos, as mamães de primeira viagem devem ser informadas de que o orifício do bico da mamadeira é muito maior do que o do mamilo. Portanto, o leite sai com muito mais facilidade e, para a criança não engasgar, ela passa a engolir mais rápido (deglutição atípica), interpondo a língua entre os dentes, perdendo o vedamento labial.

Com o uso frequente da mamadeira, a respiração passa a ser bucal; o ar sujo, frio e seco não é mais filtrado pelas narinas, que perdem a elasticidade pelo desuso. Com a pressão constante do ar sobre o palato, ocorre a mudança de seu formato para ogival e, com isso, haverá estreitamento do maxilar, culminando em comprometimento de oclusão. A criança poderá apresentar mordida aberta anterior, mordida cruzada unilateral ou bilateral. Se o quadro de respiração bucal não for revertido, poderá até ocorrer o desvio do vetor de crescimento da mandíbula (prognatismo).

Todas as áreas de saúde devem incentivar a **amamentação**, responsável por promover o desenvolvimento normal (muscular e ósseo) da face da criança e prevenir a ocorrência da Síndrome do Respirador Bucal (SRB) – conjunto de sinais e sintomas típicos que definem a patologia ou a condição.

Na SRB, ocorrem mudanças físicas e psíquicas. Entre elas, podemos elencar o estreitamento das narinas, a proliferação de adenoides, a frequente obstrução das trompas de Eustáquio, por excesso de secreção, e as alterações timpânicas; ocorrem também alterações no formato da face, a qual se torna longa, devido ao estiramento dos músculos. A dentição fica prejudicada pela falta de espaço, desenvolvendo maloclusões. O olhar adquire expressão triste, com a comissura palpebral externa (canto dos olhos) voltada para baixo e é notada a presença de olheiras, hipotonia labial superior (diminuição do tônus muscular) e hipertonia labial inferior (aumento do tônus muscular).

Quanto à postura corporal, a cabeça, o pescoço e o tórax são projetados para frente e os braços para trás.

É importante esclarecer que devemos valorizar a respiração como instrumento e meio de concentração, relaxamento e equilíbrio interior e resgatar a sua importância fisiológica, psicológica e social.

Se a criança respira mal, seu cérebro recebe menor oxigenação e com isso, poderá ficar comprometida a sua concentração, contribuindo para o déficit no aprendizado escolar. Além disso, seu sono é agitado, geralmente apresenta inquietude, ansiedade, hiperatividade, apetite diminuído, secreção aumentada, respiração ruidosa e dificuldade em praticar atividade física.

Porém, temos outras causas que colaboram para que crianças respirem pela boca:

- Rinite alérgica: as condições da vida moderna (poluentes do ar, poeira doméstica, fungos, pelos de cães e gatos, cosméticos e produtos de limpeza) são os principais responsáveis por 40% de a população sofrer de rinite alérgica, que, além de trazer espirros repetitivos, coceira no nariz e coriza, leva à obstrução nasal.
- O aumento da adenoide e das amígdalas é comum em crianças entre os cinco e os seis anos de idade e pode levar a um quadro de respiração bucal, acompanhada de roncos e apneia durante o sono.
- Desvio do septo nasal: o mau posicionamento da parede que separa internamente as duas cavidades nasais é mais frequente em adultos do que em crianças. O paciente relata que consegue respirar somente por uma das narinas.
- Sinusites e pólipos nasais: ambas as condições provocam inchaço das paredes internas do nariz, levando à obstrução.

- Malformações da face presentes em algumas síndromes e fendas palatinas podem levar a um padrão respiratório bucal.

Porém, não só o uso da mamadeira é prejudicial ao desenvolvimento das funções orais. Muitas famílias justificam a introdução de chupetas para acalmar o bebê quando está chorando. É bom esclarecer aos pais e familiares que o uso delas altera a cavidade oral, limitando o balbucio, a imitação dos sons e a emissão das palavras, levando à vocalização distorcida. O tempo e a intensidade de seu uso podem influenciar negativamente a aquisição, a produção dos sons e o desenvolvimento da linguagem oral. O vício prolongado pode, inclusive, afetar o nível de inteligência da criança, tendo em vista que ela irá se desenvolver em um ambiente menos estimulante, ou seja, com menos interação com os adultos, uma vez que a tendência é ficar mais quieta, calma e sonolenta.

Outra questão relacionada ao uso prolongado de chupetas e mamadeiras é a associação de vícios orais na vida adulta, desenvolvendo o hábito de fumar, roer unhas, comer com maior frequência e quantidade, levando à obesidade.

Cientes dos efeitos negativos, o Ministério da Saúde e a Sociedade Brasileira de Pediatria desaconselham o uso de chupetas e mamadeiras em crianças amamentadas no seio materno.

Dentição decídua

A dentição decídua, também conhecida como dentição de leite, devido à coloração branca do esmalte ser bastante intensa, é formada durante a gestação, na sétima semana de vida intrauterina. O germe dental está alojado no interior do saco embrionário, localizado na maxila e na mandíbula e começa a erupcionar por volta dos seis meses de vida; essa dentição se completa, aproximadamente, entre os 24 e 30 meses, com a erupção dos segundos molares decíduos superiores. Nessa faixa etária, uma criança deve ter 20 dentes (dois incisivos centrais inferiores, dois incisivos centrais superiores, dois incisivos laterais inferiores, dois incisivos laterais superiores, dois caninos inferiores, dois caninos superiores, dois primeiros molares inferiores, dois primeiros molares superiores, dois segundos molares inferiores e dois segundos molares superiores). É importante na contagem considerar os lados direito e esquerdo.

É sabido que a dentição decídua, quando preservada em condições normais, desempenha papel importante na oclusão dos dentes permanentes. Assim, em casos de processos cariosos, que determinam um encurtamento de arco ou perda de parte de sua dimensão vertical ou, ainda, nos casos de perdas precoces de elementos dentais, poderão ocorrer problemas futuros de maloclusões na dentição permanente se o espaço perdido não for recuperado.

Dentição mista

Geralmente, aos seis anos de idade, ocorre a erupção dos primeiros molares permanentes. Eles nascem atrás dos segundos molares decíduos, sem que ocorra a queda de outro dente. Portanto, na escovação, aconselhamos aos pais que prestem atenção a esse dado, pois esse elemento dental é de extrema importância na chave de oclusão e, com ele, se inicia a dentição mista, ou seja, representa a fase em que a criança tem dentes decíduos e permanentes. É também conhecida como fase do patinho feio, pois convivem na mesma boca dentes pequenos, frágeis e branquinhos junto a maiores, mais fortes e amarelados, contando com espaços entre eles chamados diastemas. Corresponde a um período fisiológico que, posteriormente, à época da erupção dos caninos permanentes, por volta dos 12 anos, tende a desaparecer.

A dentição permanente conta com 32 dentes, lembrando que na contagem devemos observar lateralidade direita e esquerda e sequência favorável de erupção.

A seguir, vamos descrever a sequência favorável de erupção (nascimento) dos dentes permanentes para garantir uma boa oclusão (mordida) nas arcadas dentárias. Porém, não significa que seja o padrão de normalidade mais comumente encontrado.

Na ordem: primeiro molar inferior, primeiro molar superior, incisivo central inferior, incisivo lateral inferior, incisivo central superior, incisivo lateral superior, canino inferior, primeiro pré-molar inferior, primeiro pré-molar superior, segundo pré-molar inferior, segundo pré-molar superior, canino superior, segundo molar inferior, segundo molar superior.

É importante esclarecer aos pais, a importância da consulta ao odontopediatra assim que os dentinhos do bebê começarem a erupcionar, para que o profissional possa orientar na higiene bucal e nos demais cuidados nessa faixa etária.

Nutrição infantil

A nutrição adequada é fundamental para o desenvolvimento e o crescimento da criança, ao mesmo tempo em que atua como fator de prevenção de algumas doenças crônicas não transmissíveis da idade adulta. Alterações na dieta têm efeitos positivos ou negativos sobre a saúde, inclusive podendo determinar se o indivíduo desenvolverá ou não doenças como câncer, doenças cardiovasculares e diabetes *mellitus*.

Para que a alimentação infantil seja coroada de êxitos, é preciso que a Puericultura seja praticada pelo pediatra, orientando os pais para oferecerem "cardápios de qualidade" com todos os nutrientes necessários aos seus bebês. Práticas adequadas alimentares nos primeiros anos de vida estão condicionadas pelas necessidades nutritivas dos lactentes e seu grau de maturidade funcional, especialmente quanto ao tipo de alimento, ao mecanismo de excreção e à defesa contra infecções.

Alimentação do bebê após os seis meses

A partir dos seis meses completos do bebê, a dieta líquida não é mais suficiente. Além do leite materno e da água nos intervalos das refeições, ele pode receber a chamada alimentação complementar, que consiste em papas e purês feitos a partir de legumes, verduras, cereais, além de frutas. Estes alimentos devem ser preparados especialmente para ele, com consistência adaptada.

Conforme o *Guia Alimentar para Crianças Menores de Dois Anos*, do Ministério da Saúde, se a criança está mamando no peito, três refeições por dia com alimentos adequados são suficientes para garantir uma boa nutrição e crescimento no primeiro ano de vida. A partir dos oito meses, podem ser oferecidos os mesmos alimentos preparados para a família com mais consistência, desde que amassados, desfiados, picados ou cortados em pedaços pequenos.

No segundo ano de vida, devem ser acrescentados mais dois lanches, além das três refeições. Se a criança não está mamando no peito, deve receber cinco refeições ao dia com alimentos complementares já a partir do sexto mês. Desde a iniciação da alimentação complementar, a criança deve ser apresentada e estimulada a consumir alimentos provenientes dos variados grupos alimentares em que se cria o seu repertório alimentar para garantir a quantidade de energia e de nutrientes que o organismo necessita para o crescimento e o desenvolvimento adequados.

Açúcar, sal e frituras devem ser consumidos com moderação, pois o seu excesso pode trazer problemas de saúde no futuro. O açúcar somente deve ser usado na alimentação da criança após um ano de idade. Esses alimentos não são bons e competem com os mais nutritivos. É importante lembrar que o mel, usado como adoçante, não deve ser dado a crianças menores de um ano pelo risco de botulismo. O mel pode conter esporos de *Clostridium botulinum*, que são extremamente resistentes ao calor e aos métodos usuais de tratamento dos alimentos. Ao ser ingerido, germinam e produzem toxinas no lúmen intestinal. Os lactentes não possuem imunidade para impedir o desenvolvimento desses esporos.

É essencial que os pais consumam aquilo que os filhos devem comer. O exemplo deve vir de dentro de casa, com ações e não somente com palavras. A imposição, o radicalismo e a proibição não são os melhores caminhos para ensinar uma criança a comer de forma saudável. Os pais devem conversar com os filhos, ensinando as questões ambientais, nutricionais e de saúde, que estão envolvidas nas escolhas alimentares. Para isso, é importante oferecer preparações saborosas, atrativas e criativas para conquistá-los pelo paladar e pelo prazer de se alimentar.

As crianças devem comer várias vezes ao dia, em pequenas porções. Não devem ficar mais de três horas em jejum e é necessário priorizar a qualidade dos alimentos. Dessa forma, podem-se introduzir lentamente os nutrientes adequados nos horários das mamadas, diminuindo assim a oferta de líquidos. Esse processo pode ser fácil para alguns bebês, mas para aqueles com temperamento mais sensível e irritado, pode demorar bastante. A introdução de novos alimentos deve respeitar o padrão e o ritmo do bebê.

O início envolve muita tentativa e erro. Muitas crianças se recusam a comer a maioria dos alimentos. Para isso, é necessário ter paciência. Elas estão conhecendo novos sabores, texturas e estão aprendendo a deglutir e a amassar os alimentos com a gengiva e os dentes, caso já tenham algum.

Água

A necessidade de água é determinada pela quantidade perdida na pele, nos pulmões, nas fezes e na urina e uma pequena porção é necessária para o crescimento. As recomendações são de 1,5 ml/kcal/dia. O recém-nascido é vulnerável à desidratação, pois a capacidade de concentração renal é menor em relação às crianças mais velhas e aos adultos. Crianças alimentadas com leite materno não necessitam de água, mesmo em condições climáticas mais quentes. Para aquelas que são nutridas por fórmula infantil ou leite de vaca integral, a ingestão de água é necessária. Em condições anormais, como vômitos e diarreia, há maior perda hidroeletrolítica com risco de desidratação.

As Referência de Ingestão Dietética (em inglês *Dietary Referece Intakes* ou DRI), elaboradas em 2011 por comitês de especialistas do *Institute of Medicine* nos Estados Unidos e da Agência *Health* no Canadá, constituem a mais recente revisão das recomendações de nutrientes e energia adotados pelos norte-americanos. Elas representam um novo enfoque na estimativa das necessidades nutricionais, uma vez que consideram não apenas a ingestão necessária para prevenir o aparecimento de sintomas relacionados com a deficiência de nutrientes, mas também incorporam o conceito de redução do risco de aparecimento de doenças crônicas não transmissíveis, provocado pela alimentação.

Quantidade de água de acordo com DRI

- 0 a 6 meses – 700 ml (incluindo leite materno ou fórmula infantil).
- 7 a 12 meses – 800 ml (incluindo leite materno, água mineral, sucos e líquidos provenientes dos alimentos).
- 1 a 3 anos – 1.300 ml (representa de três a quatro copos por dia).
- 4 a 8 anos – 1.700 ml (1.200 ml como bebidas e água).

Ao completar dois anos, a criança começa a se socializar mais, comunica com mais facilidade suas preferências, aprofunda a relação afetiva com a alimentação e vivencia novas experiências. O aleitamento materno pode ser mantido de acordo com a vontade da mãe e da criança, e o seu desmame deve ocorrer naturalmente. Caso a mãe esteja com dificuldades para efetuar essa difícil tarefa, deve procurar profissionais de saúde para ajudá-la.

O Ministério da Saúde esclarece que a quantidade de alimentos que a criança consegue comer ainda é pequena, em geral podendo variar entre 200 e 300 gramas por refeição. Como ela precisa de diferentes nutrientes para o desenvolvimento, é importante oferecer a maior variedade possível. Algumas recomendações consistem em envolver os pequenos na escolha do cardápio, no planejamento da alimentação e no seu preparo. São excelentes estratégias para que eles passem a apreciar mais as refeições. Durante o preparo das mesmas, a depender de sua idade, a criança pode ajudar em algumas etapas, sempre sob vigilância e atenção do adulto responsável.

Proteínas

Na infância, devido ao crescimento rápido, as necessidades de proteínas por quilograma de peso são maiores quando comparadas com as necessidades de crianças mais velhas e adultos. Após o sexto mês, o lactente amamentado ao seio materno deve receber uma suplementação alimentar com fontes adicionais de proteínas de alta qualidade biológica.

Ingestões inadequadas de proteínas podem resultar de excessiva diluição de fórmula, continuação de regime impróprio para tratar diarreias, padrões extremos de dietas vegetarianas, múltiplas alergias alimentares ou privações associadas à extrema pobreza.

Lipídeos

Os ácidos linoleico (encontrado nas carnes e nos laticínios) e alfa-linolênico (cujas fontes são os peixes de água fria, como o salmão, o arenque, a cavala) são essenciais para o crescimento, a mielinização do sistema nervoso, a formação da retina e a integridade dérmica. O leite materno é uma fonte relativamente rica de colesterol.

Carboidratos

Na infância, o carboidrato deve suprir de 30% a 50% do aporte energético. Das calorias do leite materno, 37% são derivadas da lactose e no leite de vaca, ou 40% a 50% da fórmula delas são derivadas do açúcar do leite ou de outros carboidratos.

Vitaminas

Vitaminas são micronutrientes importantes no processo do metabolismo dos carboidratos, lipídeos e proteínas não sintetizados em quantidades suficientes ou não produzidas pelo organismo humano, e estão presentes nos diversos alimentos que consumimos para equilibrar as funções vitais.

Vale destacar que as vitaminas consumidas em excesso ou a ausência delas podem levar ao desenvolvimento de graves doenças. Portanto, o seu consumo varia de acordo com a idade, o sexo, o estado de saúde e a atividade física do indivíduo. Gestantes e lactantes, crianças na fase de crescimento ou pessoas debilitadas necessitam maior atenção na alimentação para que haja maior ingestão de vitaminas.

As vitaminas são classificadas apenas por suas solubilidades e não pelas funções que exercem. Cada uma é responsável por uma ou mais funções específicas, independentemente do grupo a que pertencem. Assim, temos as lipossolúveis (solúveis em gorduras), como as vitaminas A, D, K, armazenadas no fígado, e a E, distribuída para todos os tecidos de gordura do corpo. As substâncias lipossolúveis não são facilmente excretadas pelo organismo e tendem a se acumular provocando intoxicação se ingeridas em excesso.

Outro grupo é o das hidrossolúveis, ou solúveis em água, como as vitaminas C e as do complexo B (B1, B2, B3, B5, B6, B7, B9 e B12), que permanecem no organismo por pequeno período de tempo antes de serem excretadas pelos rins e, por essa razão, devem ser ingeridas diariamente. A B12 permanece armazenada no fígado.

Vitamina A

É indispensável para a visão, como componente da rodopsina ou púrpura visual, pigmento fotossensível dos cones e bastonetes, que são responsáveis pela excitação visual mediante a ação da luz. Nos tecidos, tem papel na indução e na diferenciação celular dos epitélios produtores de muco (revestimento dos tratos geniturinário, respiratório e gastrintestinal) e de queratina do organismo, além da formação do esmalte dos dentes. Também é necessária ao crescimento, à osteogênese (processo de formação óssea), à espermatogênese (sucessão de processos de divisão e diferenciação celular, mediante os quais se formam os espermatozoides), ao crescimento embrionário e à transcrição genética. Tem possível ação antitumoral e contribui para a eficiência dos mecanismos de defesa do organismo, tanto na imunidade celular quanto humoral. Está envolvida na síntese do colesterol, na produção de esteroides adrenocorticoides, na absorção do ferro, além de possível ação inibitória dos efeitos do excesso de vitamina D.

A deficiência de vitamina A (DVA) pode causar alterações oculares, cutâneas e fetais. As estruturas oculares mais diretamente afetadas são: a conjuntiva, a córnea e a retina. Na córnea e na conjuntiva, as alterações são predominantemente somáticas (físicas), e na retina, funcionais. À série de eventos clínicos sucessivos que ocorre nos olhos dá-se o nome de xeroftalmia ("olho seco"), que resulta em cegueira noturna, xerose conjuntival (conjuntiva sem brilho, apresentando pregas com os movimentos oculares), mancha de Bitot (manchas de cor branca ou acinzentada, geralmente com formato triangular) e xerose corneana. Essas lesões são reversíveis com a administração da vitamina A, porém, se a deficiência não for tratada, poderá ocorrer a perda do olho (cegueira).

Quanto aos sintomas da pele, a xerodermia (pele seca) e a hiperqueratose folicular não são específicas da DVA. Outras manifestações encontradas são: perda do apetite, diminuição do crescimento com deformidades ósseas, alterações das papilas gustativas com diminuição do paladar, queratinização das membranas mucosas do trato respiratório, digestivo e geniturinário, além de uma diminuição dos linfócitos T.

As alterações fetais e neonatais incluem prematuridade, retardo de crescimento intrauterino e predisposição às infecções neonatais (principalmente, respiratórias, geniturinárias e gastrintestinais).

Normalizando os níveis de vitamina A, esses processos podem ser revertidos.

É bom esclarecer que tanto a falta quanto o excesso da vitamina podem ser responsáveis por malformações congênitas.

O Ministério da Saúde preconiza que crianças em aleitamento materno e com dieta adequada não necessitam de suplementação.

O Programa Nacional de Suplementação de Vitamina A e a Sociedade Brasileira de Pediatria recomendam o uso de suplemento de vitamina A oral para grupos de risco. A sua forma de apresentação é em cápsulas contendo óleo, as quais devem ser cortadas e espremidas na boca da criança.

- Para menores de 6 meses, a dose é de 50.000 UI. Se há sinais clínicos, repetir a dose inicial em 2 e 60 dias.
- 6 a 11 meses, a dose é de 100.000 UI, repetir a cada 6 meses.
- 12 a 59 meses, a dose é de 200.000 UI, repetir a cada 6 meses.

Os alimentos ricos em vitamina A são principalmente o fígado, a gema de ovo e os óleos de peixes. Os vegetais como cenoura, espinafre, manga e mamão também são boas fontes dessa vitamina porque contêm carotenoides, substâncias que, no organismo, serão transformados em vitamina A.

Vitamina D

O corpo humano produz cerca de 90% da vitamina D que necessitamos quando a pele fica exposta à luz do sol por 20 minutos sem protetor solar todos os dias. O restante está presente em alimentos de origem animal, como em alguns peixes (arenque, salmão, cavala, sardinha, atum), frutos do mar (mariscos), óleo de fígado de bacalhau, gema de ovo e em derivados do leite (manteiga, iogurtes e queijos gordurosos). Os cogumelos representam uma importante fonte de origem vegetal.

Sob a ação dos raios ultravioleta, uma molécula precursora existente na pele (7-dehidrocolesterol) transforma-se numa forma inativa da vitamina D, que será convertida em ativa no fígado e nos rins.

Inúmeros são os benefícios que a vitamina fornece ao organismo. Entre eles podemos citar o aumento da absorção de cálcio no intestino, mantendo os níveis de cálcio e fósforo normais para que propiciem condições satisfatórias à mineralização óssea, já que a vitamina está envolvida no crescimento esquelético. Ela é essencial durante a infância, a adolescência e na manutenção da qualidade da estrutura óssea na terceira idade. Por essa razão, diminui o risco de doenças como o raquitismo, a osteomalácia e a osteoporose, e propicia boa qualidade no esmalte dos dentes, reduzindo o número de cáries e prevenindo a instalação de doenças periodontais (inflamação e sangramento gengival persistente).

A descrição recente de que a maioria das células do organismo possui receptores para vitamina D serviu de base para preconizar seu uso na prevenção de males crônicos, como diabetes, câncer, asma, doença renal crônica, doenças cardiovasculares, esquizofrenia, depressão e Alzheimer.

A deficiência de vitamina D pode ser causada pela exposição inadequada à luz solar ou pela falta de ingestão de alimentos que a proporcionem na dieta. Para dosá-la, é necessário fazer um exame de sangue denominado D25 hidroxi, em que o indivíduo deverá se submeter a um jejum de quatro horas. Os valores de referência variam de 30 a 74 mg/ml.

Vários são os sintomas encontrados na hipovitaminose: diminuição do cálcio e do fósforo no sangue, fraqueza muscular, tetania (espasmos musculares), moleira aberta após o primeiro ano de vida do bebê, irritabilidade, inquietação, anorexia e suor excessivo podem surgir nas crianças, osteoporose em idosos, raquitismo, osteomalácia (enfraquecimento e desmineralização de ossos maduros) e pernas tortas.

As crianças em aleitamento natural devem ficar expostas ao sol a partir da segunda semana de vida, para que se processe a formação endógena de vitamina D. Estudos recentes admitem que expor a criança despida sob a ação dos raios solares por 30 minutos por semana ou expô-la parcialmente (cabeça e membros) por duas horas semanais, seria ideal para garantir as necessidades mínimas diárias da vitamina.

Ambientes poluídos, vidraças, neblina, fumaça e uso de filtros solares prejudicam a penetração dos raios ultravioleta, impedindo, dessa forma, a síntese da vitamina. Na impossibilidade de exposição solar regular, a vitamina D medicamentosa deve ser administrada na dose de 400 UI por dia. Com o início da alimentação complementar, ela poderá ser administrada (nas mesmas doses) por meio de alimentos fortificados.

Vitamina K

Como já citado anteriormente, todo bebê deve receber, ao nascer, independentemente do tipo de alimentação, a vitamina K1 na dose de 0,5 a 1,0 mg por via intramuscular ou 1 a 2 mg por via oral, como forma de prevenir a doença hemorrágica do recém-nascido, resultante da carência dos fatores de coagulação dependentes de vitamina K. Para prevenir a forma tardia da enfermidade e por admitir-se que uma dose oral pode não ser suficiente para a proteção adequada, em alguns países preconiza-se a utilização de três doses (ao nascer, na primeira e na quarta semanas de vida). É o momento em que se faz opção pela profilaxia oral, em especial, na vigência de aleitamento natural.

Vitaminas do complexo B

Chamamos de complexo B ao conjunto de nove vitaminas hidrossolúveis, com importante ação no metabolismo celular; são as maiores responsáveis pela manutenção da saúde emocional e mental do ser humano. Também podem ser úteis nos casos de depressão e ansiedade. Ajudam a manter a saúde dos nervos, da pele, dos olhos, dos cabelos, do fígado e da boca, assim como a tonicidade muscular do aparelho gastrointestinal. Facilitam a digestão e a absorção dos hidratos de carbono, das proteínas e da gordura. No estômago, as vitaminas do complexo B estimulam a liberação do suco gástrico e controlam a sua ação, ajudando na absorção e na digestão dos nutrientes. Dessa forma, aumentam a eficácia da dieta.

Antigamente, pensava-se que as vitaminas do complexo B eram uma só. Posteriormente, pesquisas mostraram que elas eram quimicamente distintas e que coexistiam em alguns alimentos. Destacam-se:

- Vitamina B1 (tiamina) – importante para a produção de ácido clorídrico, para a formação do sangue e no metabolismo dos carboidratos. A sua falta desencadeia fadiga, depressão, anorexia, instabilidade emocional, dor nas pernas e nos pés, visão dupla.

  Encontramos as principais fontes de vitamina B1 nos cereais integrais, no leite, nos ovos, na carne vermelha, no fígado e nas leguminosas, como o feijão e o grão-de-bico. As necessidades diárias variam de 0,2 a 0,6 mg em lactentes e crianças e de 0,9 a 1,4 mg em adolescentes e adultos. Para o tratamento da hipovitaminose, é preciso corrigir a dieta e administrar de 5 a 20 mg da vitamina/dia, até o desaparecimento dos sintomas.

- Vitamina B2 (riboflavina) – fundamental no processo metabólico de proteínas, carboidratos e gorduras, bem como na manutenção e na integridade cutânea; também necessária para a formação de hemácias, a produção de anticorpos, a respiração celular e para o crescimento de forma geral. A carência de riboflavina pode ocasionar lesões nos cantos da boca, seguidas por rachaduras nos lábios, que podem deixar cicatrizes, coloração vermelho-violeta entre o nariz e os lábios e no escroto. Ainda podemos encontrar gengivites, estomatites, glossite (inflamação na língua, de coloração magenta, com achatamento das papilas gustativas).

  Suas principais fontes são encontradas nos vegetais, grãos, leveduras, leite e derivados, carne, fígado e síntese por bactérias intestinais. Adota-se como recomendação diária 1,6 miligramas.

- Vitamina B3 (niacina) – necessária para a circulação adequada e para a pele saudável. Ajuda no funcionamento do sistema nervoso e no metabolismo de carboidratos, lipídeos e proteínas. A niacina reduz o colesterol e melhora a circulação. A sua falta pode causar dermatose, diarreia, demência, anorexia e perda de peso, língua inchada, salivação excessiva e depressão. Encontramos suas principais fontes no leite e seus derivados, no gérmen de trigo, na gema de ovo, na carne e no fígado, nas oleaginosas como amendoim e castanha-do-pará, nas frutas secas, no tomate e na cenoura. As necessidades diárias variam de 2 a 8 mg em lactentes e crianças e de 12 a 20 mg em adolescentes e adultos. O tratamento inclui correção da dieta, com introdução de alimentos ricos em triptofano e doses de 10 mg/dia de nicotinamida. Nos casos avançados ou graves, doses de 50 a 100 mg de nicotinamida devem ser usadas até a reversão das manifestações clínicas.

- Vitamina B5 (ácido pantotênico) – vitamina antiestresse. Atua na produção de hormônios suprarrenais e na formação de anticorpos. Sua carência pode causar má circulação nas pernas, sonolência, enjoo, aumento dos gases intestinais e formigamento nos pés. Temos como principais fontes: carnes vermelhas, leite, ovos e leguminosas, como ervilhas e feijão, gérmen de trigo. As necessidades diárias de vitamina B5 variam de 1,7 a 3 mg em lactentes e crianças e de 4 a 10 mg em adolescentes e adultos.
- Vitamina B6 (piridoxina) – é importante tanto para a saúde física quanto mental. Atua na produção de hormônios e é estimulante das funções defensivas das células. Sua deficiência leva à inflamação na língua, à estomatite e a lesões na pele próximas aos olhos, nariz e boca; além de irritabilidade excessiva e convulsões no recém-nascido B6-dependente. São fontes dessa vitamina: gérmen de trigo, levedo de cerveja, peixes (atum, salmão, arenque, truta), nozes, avelã, amendoim, cereais integrais, melão e uva passa. A recomendação diária pode oscilar de 0,2 a 1 mg para lactentes e 1,3 a 1,7 mg para crianças maiores e adolescentes. O tratamento requer mudança de dieta e administração de 2 a 10 mg/dia por via oral.
- Vitamina B7 (biotina) – ajuda no crescimento celular, na produção de ácidos graxos, no metabolismo de carboidratos, lípides e proteínas. A biotina pode evitar a queda de cabelos. Deficiências de biotina causam dores musculares, alopecia, aumento da glicemia, conjuntivite, dermatite esfoliativa, diminuição do aprendizado e retardo mental. Citamos como

fontes: o amendoim, as nozes, a gema do ovo, a cebola, a cenoura, a alface, couve-flor, a carne vermelha, o leite, as frutas e as sementes. A recomendação diária varia de 5 mcg a 12 mcg em lactentes e crianças e de 20 mcg a 25 mcg em adolescentes e adultos. O tratamento é feito com doses de 100 mcg/dia.

- Vitamina B9 (ácido fólico) – considerado um alimento para o cérebro, é responsável pela formação de hemácias e pela produção de energia. Encontramos alteração na produção do sangue e anemia macrolítica na carência de ácido fólico. É importante destacar que a sua deficiência pode ocasionar alterações desde a vida intrauterina até a adulta, como defeitos no fechamento do tubo neural, por alteração da síntese do DNA e, consequentemente, da divisão celular, disfunção do endotélio capilar e predisposição à aterosclerose. O fígado, os ovos, a laranja, os vegetais de folhas verdes escuras, como brócolis, couve e espinafre, e os grãos, como ervilha, lentilha e feijão, são suas principais fontes.

Toda mulher que esteja planejando uma gravidez deve fazer uso contínuo de ácido fólico (400 mcg a 600 mcg) três meses antes de engravidar e durante os primeiros três meses de gestação para impedir malformações na medula espinhal ou espinha bífida, assim como outras deformidades, que podem ocorrer pela presença dos antagonistas do ácido fólico (cardiovasculares, defeitos de membros, lábios e palato, trato urinário).

Doses recomendadas de ácido fólico (vitamina B9)
As doses recomendadas de ácido fólico variam de acordo com a idade e com o período da vida, como mostra a tabela:

Idade	Dose diária recomendada	Dose máxima recomendada (por dia)
0 a 6 meses	65 mcg	100 mcg
7 a 12 meses	80 mcg	100 mcg

1 a 3 anos	150 mcg	300 mcg
4 a 8 anos	200 mcg	400 mcg
9 a 13 anos	300 mcg	600 mcg
14 a 18 anos	400 mcg	800 mcg
Mais de 19 anos	400 mcg	1000 mcg
Mulheres grávidas	600 mcg	1000 mcg

Fonte: Institute of Medicine of the National Academies.

- Vitamina B12 (cobalamina) – previne a anemia. Auxilia na formação e na longevidade das células, na absorção dos alimentos, na síntese de proteínas e no metabolismo dos carboidratos e lipídeos. Previne danos aos nervos e mantém a fertilidade. É essencial para o funcionamento da célula, principalmente, do trato gastrointestinal, da medula óssea e do tecido nervoso e para a formação de DNA. Sintomas como produção sanguínea alterada (baixa de leucócitos e outros) e alterações epiteliais podem ser encontrados quando há deficiência da vitamina. Leite, ovos, fígado, peixes de água fria (salmão, truta, atum), carne de porco e ostras são as principais fontes nas quais podemos encontrá-la. Devemos ingerir diariamente cerca de 2,4 microgramas.

As chances de carência de vitaminas do complexo B são baixas, tendo em vista que esses nutrientes estão presentes em diversos alimentos. Há necessidade de suplementação em grupos especiais, como: idosos, gestantes, crianças, pessoas em recuperação clínica de doenças agudas ou crônicas, vegetarianos e veganos.

Antioxidantes × radicais livres

Nos últimos tempos, a ciência vem estudando o combate dos antioxidantes considerados verdadeiros heróis contra os radicais livres, tidos como vilões no malefício à saúde.

Um antioxidante é uma molécula capaz de inibir a oxidação de outras moléculas. A oxidação nada mais é do que uma reação química que transfere elétrons ou hidrogênio de uma substância para um agente oxidante.

As reações de oxidação produzem radicais livres, e estes, por sua vez, dão início a reações em cadeia que, quando ocorrerem em nível celular, poderão danificar ou até mesmo matar as células.

Os radicais livres (agentes oxidantes) são moléculas que, por não possuírem um número par de elétrons na última camada eletrônica, são altamente instáveis; estão sempre buscando atingir a estabilidade travando reações químicas de transferência de elétrons (oxirredução) com células vizinhas. Apesar de fundamentais para a saúde, quando em excesso, passam a oxidar células saudáveis como proteínas, lipídeos e DNA.

Ainda que as reações de oxidação sejam fundamentais para a vida, podem também ser prejudiciais. Um paradoxo no metabolismo demonstra que, apesar de a grande maioria dos seres vivos na Terra necessitar do oxigênio, ele é uma molécula altamente reativa capaz de danificar organismos vivos por meio da produção de espécies reativas do oxigênio.

Uma saída encontrada pelos animais e pelas plantas para se defender da agressão sofrida é sustentar uma rede complexa de vários tipos de antioxidantes, como a glutationa, a vitamina C e a vitamina E, junto às enzimas como a catalase, a dismutase e várias peroxidases.

Todas elas são produzidas pelo organismo e trabalham juntas com a finalidade de prevenir os danos resultantes da oxidação em componentes celulares, como DNA, proteínas e lipídeos. Contudo, a eficiência desse sistema (enzimático) tende a diminuir com o passar dos anos e temos de adotar, como conduta, uma dieta rica em alimentos antioxidantes para compensar esse desequilíbrio.

Baixos níveis de antioxidantes ou a inibição das enzimas citadas anteriormente causam estresse oxidativo, componente fundamental de várias patologias humanas, entre elas, os infartos e as doenças neurodegenerativas. Apesar de grandes estudos no campo da farmacologia terem sido realizados com o uso de antioxidantes no tratamento dessas afecções, ainda não se sabe se o estresse oxidativo é causa ou consequência da própria doença.

Tendo em vista os mecanismos de oxidação ocorrerem de forma mais intensa em pessoas com diabetes, a dieta deve valorizar alimentos ricos em antioxidantes e eliminar tudo que seja pró-inflamatório, ou seja, restringir frituras, doces, bebidas alcoólicas, cigarros e tentar mudar o estilo de vida, evitando o sedentarismo e as situações estressantes.

Antes de prescrever suplementos vitamínicos diários aos seus pacientes para que se beneficiem das suas propriedades antioxidantes, os nutrólogos preferem investir no poder antioxidante dos alimentos que eles possam ingerir. Citamos, a seguir, as principais fontes encontradas.

Vitaminas antioxidantes

A vitamina E é o principal antioxidante transportado na corrente sanguínea, e a sua ingestão pode reduzir o risco de doenças cardiovasculares, reforçar o sistema imune e modular condições degenerativas importantes associadas ao envelhecimento; é um componente dos óleos vegetais, encontrado na natureza em quatro formas diferentes: α (alfa), β (beta), γ (gama) e δ (delta) tocoferol – sendo o α-tocoferol a forma antioxidante amplamente distribuída nos tecidos e no plasma. É solúvel em gordura (lipossolúvel), portanto, atua protegendo as membranas celulares (formadas por lipídeos) da ação dos radicais livres. Também protege as lipoproteínas de baixa densidade (LDL) que atuam no transporte do colesterol. Encontramos suas principais fontes: no arroz integral, na amêndoa, no amendoim, nas nozes, na castanha-do-pará, na gema de ovo, no gérmen de trigo.

A poderosa vitamina associada a outros oxidantes importantes, como a vitamina C, a glutationa e os carotenoides, impedem os danos oxidativos produzidos pelos radicais livres e constituem um dos principais mecanismos de defesa endógena do organismo.

Os carotenoides estão presentes em alimentos com pigmentação amarela, laranja ou vermelha (tomate, abóbora, cenoura, pimentão, pêssego, laranja, melancia e goiaba). Seus principais representantes são os carotenos, precursores da vitamina A e o licopeno. Tanto os carotenoides precursores da vitamina A, como os não precursores, como a luteína, a zeaxantina e o licopeno parecem apresentar ação protetora contra o câncer. Eles atuam por meio de mecanismos encadeados, agindo no sequestro de radicais livres, na inibição da proliferação celular, no aumento da diferenciação das células e da comunicação entre elas, culminando no aumento da resposta imune.

O β-caroteno é um potente antioxidante com ação protetora contra doenças cardiovasculares. A oxidação do Low Density Lipoprotein (LDL) é fator crucial para o desenvolvimento da aterosclerose, e o β-caroteno atua inibindo o processo de oxidação da lipoproteína. Estudos apontam que a luteína e a zeaxantina, amplamente encontradas em vegetais de folhas verdes escuras, como a couve, o espinafre, a chicória, o agrião, a rúcula, o almeirão, a acelga e a alface, exercem ação protetora contra a degeneração macular e a catarata.

Estudos científicos comprovam que os carotenoides fazem parte do sistema de defesa antioxidante em seres humanos e animais.

A vitamina C (ácido ascórbico) é geralmente consumida em grandes doses pelos seres humanos, sendo adicionada a muitos produtos alimentares para inibir a formação de metabólitos nitrosos carcinogênicos. Atribui-se a essa vitamina um possível papel protetor no desenvolvimento de tumores. Contudo, a recomendação de suplementação dessa vitamina deve ser avaliada especificamente para cada caso, pois existem muitos componentes orgânicos e inorgânicos nas células que podem modular a atividade da vitamina C, afetando sua ação antioxidante. Encontramos os seus principais representantes no abacaxi, na acerola, na laranja e no limão.

O termo flavonoide é o nome coletivo dado aos pigmentos de plantas derivados da benzo-g-pirona; os flavonoides representam uma classe de compostos naturais de considerável interesse científico e terapêutico, devido ao potencial antioxidante, anticarcinogênico e aos seus efeitos protetores dos sistemas renal, cardiovascular e hepático, em que a quercetina é o principal representante na dieta humana.

Eles formam um conjunto de substâncias produzidas naturalmente por vegetais para colaborar na proteção contra a radiação solar e combater organismos patogênicos. Têm a capacidade de inibir a atividade das enzimas responsáveis pela produção dos radicais livres, evitando, portanto, a sua formação. São encontrados em frutas, como uva, morango, maçã, romã, mirtilo, framboesa e em outras de coloração avermelhada; em vegetais, como brócolis, espinafre, salsa e couve; nas nozes, na soja e na linhaça. Podemos também encontrá-los no vinho tinto, nos chás, no café, na cerveja e até no chocolate e no mel.

A quercetina, o mais abundante flavonoide presente na alimentação humana, responsável por dar cor aos alimentos, representa cerca de 95% do total dos flavonoides ingeridos. A cebola, a maçã, a cereja, o brócolis, o pimentão e as alcaparras são as suas fontes majoritárias. Os alimentos ricos em quercetina são uma ótima forma de estimular e fortalecer o sistema imune; por ser uma substância antioxidante, elimina os radicais livres, evitando danos ao DNA das células e, com isso, age impedindo o surgimento do câncer. Além disso, os alimentos considerados funcionais pela presença do importante flavonoide possuem ação anti-inflamatória e anti-histamínica que ajudam a proteger contra doenças cardiovasculares e aliviam sintomas de problemas alérgicos, como coriza, asma e urticária.

Minerais

Os sais minerais atuam em parceria com as vitaminas. Esses nutrientes são considerados inorgânicos, pois não podem ser produzidos por seres vivos. Por meio do consumo de uma dieta equilibrada composta por frutas, verduras, legumes, grãos, proteínas vegetais, proteínas animais, entre outros ingredientes, poderemos adquiri-los.

Os minerais são considerados cofatores importantes para que várias reações bioquímicas ocorram dentro do organismo, cumprindo múltiplas funções. Eles colaboram no crescimento, na defesa imunológica, na formação dos ossos, dos dentes, dos tecidos, dos músculos, do sangue e atuam na prevenção de doenças e no bom funcionamento de vários sistemas.

Zinco

O zinco é um mineral essencial para a vida, atua no metabolismo de proteínas e ácidos nucléicos, estimula a atividade de mais de 100 enzimas, colabora no bom funcionamento do sistema imunológico e na cicatrização tecidual, intervém nas percepções do sabor e do olfato e na síntese do DNA e do

RNA. Além de todas essas funções, participa na regulação da insulina e da leptina (hormônio da saciedade); em indivíduos com níveis baixos de zinco, a concentração de leptina é reduzida e, por consequência, haverá aumento de resistência à insulina, levando a pessoa a sentir a necessidade em ingerir doces, massas e outros carboidratos e, em pouco tempo, o diabetes tipo 2 estará instalado. Importante lembrar que o zinco controla o desenvolvimento gonadal (órgãos sexuais). Adolescentes têm necessidades maiores do mineral por quilo de peso em relação aos adultos, devido ao papel essencial desse metal no crescimento e na maturação sexual. Os valores recomendados para meninos e meninas entre 9 e 13 anos é de 8 mg; para a faixa etária de 14 a 18 anos é de 11 mg/dia para meninos e 9 mg/dia para meninas.

O precioso mineral é encontrado em diversos alimentos, como ostras, nozes, castanhas, carne bovina, carne de frango, semente de abóbora, aveia, feijão, leite e pão integral.

É fácil descobrir se o zinco está em falta em nosso organismo pelos sintomas mais comumente encontrados: queda de cabelo, unhas quebradiças, fadiga, atraso no desenvolvimento de crianças, diminuição da libido, fragilidade do sistema imunológico (o organismo fica exposto a doenças infecciosas), ferimentos que não cicatrizam, dificuldade em sentir o gosto salgado dos alimentos, anomalias na percepção do olfato, afecções na pele (psoríase), aumento dos níveis de glicose no sangue, pele seca e amarelada, mau funcionamento do fígado, diarreias e infecções respiratórias.

Há ainda uma relação íntima entre a carência de zinco e a depressão. O poderoso mineral possui propriedades antioxidantes e é fundamental em uma área cerebral chamada hipocampo, que regula a nossa função afetiva e cognitiva.

Vegetarianos ingerem mais fitatos, substâncias presentes nos vegetais, que inibem a absorção de zinco, e este, por sua vez, também depende da acidez do estômago para ser absorvido, motivo pelo qual pessoas com gastrite ou doença do refluxo, que tomam medicamentos para inibir a produção de ácido no estômago, também ficam vulneráveis à sua carência. O alcoolismo, o uso de diuréticos e a insuficiente quantidade alimentar também podem ser citados como causas que podem provocar a deficiência de zinco.

Cromo

A principal função do cromo é atuar no metabolismo da glicose facilitando a sua entrada na célula. Participa ainda no metabolismo dos lipídios, dos carboidratos e das proteínas.

Portanto, o cromo trabalha auxiliando a insulina, hormônio secretado pelo pâncreas e responsável pela distribuição do açúcar que vem dos alimentos para o interior das células. Quando o nível de insulina está alto, indica que não está cumprindo uma função adequadamente, ou seja, a glicose está em excesso no sangue (hiperglicemia). E, quando a célula sente a falta do açúcar, fonte de sua energia, manda um recado de fome, fato que induz a pessoa a comer novamente.

Quando comemos os carboidratos refinados (pão branco, doces, massas), pobres em fibras, eles acabam sendo absorvidos rapidamente no intestino e a fome aparece em pouco tempo; o mesmo não acontece com os carboidratos complexos que, por serem ricos em fibras, trazem nutrientes, inclusive o cromo, que retardam a absorção.

O mineral, associado com outros nutrientes, forma uma molécula chamada Fator de Tolerância à Glicose (FTG), que potencializa o efeito do hormônio insulina na sua função de transporte do açúcar; se o fator de tolerância não é formado, a pessoa passa a ter intolerância à glicose, o que dificulta a entrada do açúcar na célula. Quando a função da insulina está prejudicada pela falta de cromo, que é um facilitador da ação desse hormônio, o açúcar não é acoplado à célula. Há, então, um excesso de insulina no sangue (liberada ao ingerirmos carboidratos refinados) que provoca inflamações e forma tecido adiposo, ou seja, gordura.

Fique atento se tiver fome excessiva, necessidade de comer pães e doces e se apresentar crises de hipoglicemia (queda de açúcar no sangue); esses sinais e sintomas podem indicar a falta de cromo. Homens adultos devem ingerir em média de 30 a 35 mcg por dia e mulheres adultas entre 20 a 25 mcg por dia.

Encontramos as principais fontes do mineral em muitos alimentos: mariscos, ostras, fígado, queijos, grãos integrais, frutas, feijão verde, espinafre e brócolis, levedo de cerveja e gérmen de trigo.

Não existe uma recomendação oficial de suplementação de cromo, porém alguns grupos são considerados "de risco" para a carência do mineral, como os indivíduos que consomem em excesso alimentos refinados e açúcares, atletas, gestantes e idosos. Para pessoas que utilizam medicamentos de uso contínuo, que diminuem a absorção do cromo como: antialérgicos, omeprazol e similares (pantoprazol, lanzoprazol) e betabloqueadores, a suplementação pode ser benéfica e, na prática, recomenda-se de 25 a 75 mcg ao dia.

É importante esclarecer que a suplementação de cromo deve ser evitada às pessoas com problemas no fígado e nos rins e está contraindicada aos indivíduos com diabetes tipo 1 e tipo 2, que fazem uso de insulina, pois o cromo pode potencializar exageradamente a entrada da glicose nas células, gerando hipoglicemia.

Algumas substâncias podem aumentar ou diminuir a absorção do cromo. As vitaminas C e B3 e as proteínas proporcionam aumento, enquanto os suplementos em altas doses de ferro, zinco e vanádio e os fitatos diminuem a sua absorção.

Em excesso, o cromo pode atingir níveis tóxicos no sangue. Isso só acontece com o uso de suplementos e não propriamente com alimentos. Doses suplementares acima de 200 mcg por dia geram o risco de toxicidade, tendo como sintomas: distúrbios do sono, alteração do humor e dores de cabeça.

Ferro
O ferro é um importante nutriente, pois faz parte de sistemas enzimáticos participantes dos mecanismos de imunidade e de neurotransmissão e da estrutura da hemoglobina, pigmento responsável pelo transporte de oxigênio aos tecidos. A sua deficiência pode resultar em anemia, com repercussões no crescimento e no desenvolvimento da criança. Após o parto, os depósitos de ferro nos bebês são adequados até a idade de quatro meses, quando o peso de nascimento é dobrado. Em prematuros, os depósitos são menores, ou seja, são suficientes até o primeiro mês. Existem fórmulas e cereais fortificados com o mineral, comumente usados como fontes alimentares na infância.

O ferro deve ser fornecido a partir do início da alimentação complementar, na dose de 1 mg/kg/dia de ferro elementar (máximo de 10 a 15 mg/dia) até

24 meses de idade, seja sob a forma de alimento fortificado (fórmula infantil) ou de medicamento, segundo recomendação do Comitê de Nutrologia da Sociedade Brasileira de Pediatria.

O precioso mineral é encontrado em maiores quantidades em carnes e vísceras. Alimentos de origem vegetal, embora contenham o ferro, sofrem influência de outros componentes da dieta na absorção, como: fibras, fitatos, polifenóis e cálcio. Alimentos ricos em ácido ascórbico (vitamina C) aumentam a sua absorção e os ricos em fitatos e oxalatos dificultam a sua assimilação.

As necessidades de ferro são elevadas para ambos os sexos em decorrência do rápido crescimento, do aumento da massa muscular e do volume sanguíneo. Como no sexo masculino o aumento da massa magra é maior em relação ao feminino, a necessidade do mineral é maior durante o pico da velocidade de crescimento. Porém, é importante considerar que, nas meninas, a sua requisição é imprescindível com o início da menarca, devido à perda de ferro durante a menstruação.

Os valores recomendados de sua ingestão são de 8 mg/dia para ambos os sexos na faixa etária de 9 a 13 anos, de 15 mg/dia para o sexo masculino de 14 a 18 anos, e de 11 mg/dia para o sexo feminino da mesma faixa etária.

Cálcio

O cálcio circulante participa da excitabilidade neuromuscular, da coagulação sanguínea e da manutenção da integridade das membranas celulares. Esse elemento químico está distribuído em 97% do esqueleto orgânico. A proporção se eleva durante o estirão da puberdade.

A necessidade diária estimada, segundo a DRI, é de 1.300 mg/dia, com base em critérios de adequação da incorporação, da retenção e do balanço do nutriente. Leite e derivados são as suas principais fontes. Já o ácido fítico, também chamado de fitato ou de hexafosfato de inositol – presente nos cereais, como o arroz, a aveia e o germe de trigo, nas sementes oleaginosas e nos legumes – compromete a sua absorção. O mesmo comprometimento pode ocorrer na presença de fibras vegetais e do ácido oxálico, composto presente em diversos alimentos, principalmente nas folhas dos vegetais, como a acelga suíça, o espinafre e o ruibarbo. Também é encontrado nas folhas da beterraba, no amendoim, no cacau e, consequentemente, no chocolate.

Flúor

O flúor é um mineral encontrado em toda a crosta terrestre e largamente distribuído pela natureza. É adicionado na água de abastecimento fornecida por algumas empresas de serviço público, com o objetivo de diminuir o índice de cáries dentárias. Frutos do mar também são considerados boas fontes.

Fósforo

Participa de processos enzimáticos (ATP e AMPc) e é componente das membranas celulares e dos hormônios. Está presente no leite e seus derivados, nas carnes, nos ovos, nos cereais, nas leguminosas e nas frutas.

A sua absorção pode ser prejudicada pela presença de ácidos, como o fítico e o oxálico, e de fibras vegetais contidas nos alimentos.

Sódio, Cloreto e Potássio

Esses minerais são essenciais para manter os equilíbrios hidroeletrolítico, osmótico e acidobásico do organismo. Estão presentes na maioria dos alimentos, e os estados de carência relacionam-se com perdas orgânicas anormais, tais como: diarreia, fibrose cística, defeitos tubulares renais e uso de diuréticos.

Magnésio

Desempenha importante função na excitabilidade muscular e na transmissão neuronal, com íntima relação com o cálcio. As fontes de magnésio são as hortaliças verdes, as frutas, as leguminosas e os cereais. Ácidos fítico, oxálico e fibras vegetais podem comprometer a absorção.

Cálcio, fósforo e magnésio são encontrados, principalmente, nos ossos e nos dentes. Estão presentes no sistema composto pela vitamina D, no paratormônio e na calcitonina, atuando na manutenção dos níveis plasmáticos.

- Vitamina D – promove absorção intestinal de cálcio e fósforo, diminui a excreção renal e é capaz de promover a reabsorção óssea quando há necessidade de manutenção da homeostase.
- Paratormônio – secretado pela paratireoide em resposta aos baixos níveis de cálcio sérico. Promove a reabsorção óssea, aumenta a absorção intestinal, reduz a excreção renal de cálcio e aumenta a de fósforo.
- Calcitonina – secretada pela tireoide em resposta ao aumento dos níveis de cálcio no sangue, promove aumento da excreção renal e diminui a reabsorção óssea.

Cobre

Apresenta importante desempenho na síntese da hemoglobina e de outras proteínas que contêm ferro. É parte da ceruloplasmina, que transforma ferro ferroso em férrico, tornando-o disponível para o transporte plasmático. Ainda desempenha uma extraordinária tarefa na mielinização e na pigmentação da pele, na integridade dos vasos sanguíneos e na formação do colágeno. Encontramos suas principais fontes nas carnes em geral, no fígado e nos peixes.

Iodo

Componente essencial da tiroxina e da triiodotironina sintetizadas pela glândula tireoide. O teor de iodo nos alimentos é variável, sendo influenciado pela quantidade existente no solo cultivado. Peixes e outros animais marinhos são boas fontes do mineral. A utilização do sal de cozinha enriquecido é a medida isolada de maior eficácia na prevenção da carência.

Selênio

Importante mineral constituinte da enzima glutationa-peroxidase que protege contra fenômenos oxidativos orgânicos. Encontramos as suas principais fontes nas carnes, nos cereais e nos frutos do mar.

Molibdênio

É um elemento de ampla distribuição nos alimentos, sendo constituinte da xantina-oxidase, do aldeído-oxidase e do sulfeto-oxidase, enzimas envolvidas no metabolismo de aminoácidos. Portanto, desempenha importante papel no metabolismo de drogas e compostos exógenos.

As fontes de vitaminas e minerais estão listadas na tabela a seguir.

Tabela 1. Principais fontes de vitaminas e minerais

Vitamina A	Leite integral e seus derivados integrais, gema, ostras, fígado, óleo de fígado, óleo de peixes (principalmente de bacalhau) e margarina (após a legislação bromatológica que obriga a fortificação do produto com essa vitamina durante a fabricação). A provitamina A (carotenos) pode ser encontrada em hortaliças e em frutas amarelo alaranjadas e verde-escuras, como cenoura, abóbora, batata doce, mamão, caju, ervilha, agrião, almeirão, mostarda, couve e alguns óleos de origem vegetal (dendê, pequi e buriti).
Complexo B	B1 – carnes, vísceras e farinhas integrais, levedo de cerveja e germe de trigo. B2 – leite e derivados, fígado, vegetais folhosos (alface, brócolis, almeirão, repolho, espinafre, couve), carnes, frutas, ovos, leguminosas e cereais integrais. B3 – carnes vermelhas, vísceras, peixes, crustáceos, aves, levedo de cerveja, grãos de cereais, leguminosas e castanha-do-pará. B5 – vísceras, carnes vermelhas, peixes, batata, tomate, germe de trigo, brócolis, couve-flor e levedura. B6 – milho, gérmen de trigo, soja, melão, batatas, carne e moídos (fígado, rim, coração). B7 – vísceras, soja, gema de ovo, cogumelos e, em menor quantidade, peixes, nozes, amendoim e aveia. B9 – ácido fólico, feijão, vísceras, folhas verde-escuras (brócolis, espinafre), batata, trigo e leveduras e, em menor quantidade, leite, ovos e frutas. B12 – tecidos animais, carne bovina, suína, de aves e de peixes, vísceras, principalmente, fígado, rins e coração, gema de ovo, frutos do mar e levedo de cerveja e, em menor quantidade, leite e derivados.
Vitamina C	Folhas e as hortaliças de folhas verdes.

Vitamina D	D2 (ergoalciferol) é obtida pela irradiação ultravioleta do ergosterol vegetal (vegetais, fungos, levedos) e em produtos comerciais. D3 (colecalciferol) é resultado da transformação não enzimática do precursor 7-deidrocolesterol existente na pele dos mamíferos, pela ação dos raios ultravioleta. O 7-deidrocolesterol é encontrado também em óleo de fígado de bacalhau, atum, cação, sardinha, gema de ovo, manteiga e pescados gordos (arenque).
Vitamina E	Azeite de oliva, óleos vegetais (soja, girassol, milho, algodão). Amêndoas, avelãs, cereais, gordura animal, gema de ovo, manteiga, folhas verdes e legumes.
Vitamina K	Vitamina K1, ou filoquinona, é encontrada em vegetais verdes folhosos, tomate, espinafre, couve-flor, repolho e batata. A vitamina K2, ou menaquinona, é sintetizada pelas bactérias intestinais (tem maior importância para o recém-nascido e o lactente); e a vitamina K3, ou menadiona, é a forma sintética.
Cálcio	Leite e derivados, frutas, peixe, carnes, verduras, feijão.
Cobre	Ostras, carnes, fígado, vísceras, aves, cereais, frutas secas, chocolate e peixes.
Cromo	Carnes e grãos integrais.
Ferro	Carnes vermelhas, fígado de boi, vegetais verde-escuros, leguminosas.
Flúor	Frutos do mar, água potável natural ou artificial.
Fósforo	Leite e derivados, carnes, ovos, cereais, leguminosas, frutas.
Iodo	Peixes e outros animais marinhos, sal de cozinha enriquecido.
Magnésio	Hortaliças verdes, frutas, leguminosas, frutos do mar, sementes e cereais.
Molibdênio	Leguminosas, grãos e cereais, vegetais de folhas verde-escuras, vísceras.
Potássio	Vegetais, frutas, carnes, aves, peixes, leite e cereais.
Selênio	Carnes, cereais, frutos do mar, castanhas, nozes.
Zinco	Carne bovina, frango, peixe, leguminosas, cereais integrais, nozes.

Fonte: PESSOA, J. H. L. *Puericultura:* conquista da saúde da criança e do adolescente. 1. ed. São Paulo: Atheneu, 2013.

A seguir, deixamos algumas sugestões elaboradas por especialistas na área de nutrição para que o correto comportamento dos pais possa servir de exemplo para influenciar positivamente nos hábitos saudáveis das crianças.

Aconselhamos aos pais que evitem comer fora de hora, para cobrir alguma refeição que não foi feita ou foi insatisfatória. Não ofereça sanduíches, bolachas, biscoitos e salgadinhos no lugar do prato principal.

A introdução da alimentação industrializada, especialmente de produtos com elevada quantidade de açúcar de adição – refrigerantes, sucos artificiais em pó e achocolatados, faz com que as crianças consumam alimentos de elevada quantidade de calorias e de baixo valor nutricional. De modo geral, eles condicionam o paladar a sabores demasiadamente doces em detrimento da presença do grupo que apresenta maior valor nutricional, como as frutas. Analogamente, o contato frequente com alimentos que contêm alto teor de sódio, condiciona o paladar a um "patamar" mais elevado de necessidade de sal.

Mudar os hábitos costuma ser um processo trabalhoso e gradual. Apesar da influência de outros agentes, a família permanece como protagonista na responsabilidade por fornecer e orientar os filhos do ponto de vista alimentar. Contudo, frequentemente, por diversos fatores, ela não consegue exercitar essa tarefa. Esse comportamento, muitas vezes, é justificado pela escassez de tempo, que não permite aos pais realizar ao menos uma das refeições juntos, passando pela falta de informação e até pelo receio de a criança sentir fome.

É vital que até os pais mais ocupados invistam parte do tempo para repensar e reorganizar a alimentação da família. Atitudes simples, como evitar encher o carrinho de compras com guloseimas, deixar uma variedade de verduras e legumes à mesa e a fruteira cheia e colorida são um grande passo para a criação de hábitos saudáveis no ambiente familiar.

Isso não significa que petiscos precisam ser extintos do cardápio, porém podem ser reservados para o final de semana ou em situações esporádicas, por exemplo. A valorização das refeições básicas compostas de alimentos regionais, como arroz, feijão, carne, frango, peixe, verduras e legumes devem ser resgatadas.

É importante permitir que as crianças, naturalmente, exercitem e desenvolvam a capacidade de autorregulação acerca da ingestão alimentar, aprendendo a diferenciar os sinais de fome antes das refeições e de saciedade após. Sem abdicar do lado social da alimentação, o ato de comer não está ligado apenas à nutrição, mas é e deve ser também uma fonte de prazer. Proibir que a criança coma um doce em um momento pode fazer com que ela se exceda quando estiver na ausência dos cuidados dos pais, como em uma festa de aniversário, por exemplo. Sabe-se que a fiscalização e o controle do que a criança come, quando realizado de maneira excessiva pelos responsáveis, pode, na realidade, deixá-la ansiosa e propensa a uma relação negativa com o alimento.

É muito importante que as pessoas se detenham nos ingredientes dos produtos e nas quantidades presentes em sua composição, principalmente, naqueles direcionados ao público infantil. A orientação é sempre ler atentamente o rótulo dos alimentos antes de comprá-los, ou seja, observar a tabela nutricional. Pode ser útil na comparação de um produto com outro similar e na real quantidade de nutrientes oferecida por porção, assim como na lista de ingredientes. Deve-se lembrar de que os nutrientes estão listados em ordem decrescente e, portanto, os itens que estão em primeiro lugar se encontram em maior quantidade e podem ser um indicador do excesso de algum componente.

Outra questão é a presença frequente de inúmeros aditivos alimentares, como conservantes e corantes artificiais, contidos em uma gama de diferentes alimentos que a criança consome ao longo do dia. Há evidências de que tais corantes estejam relacionados a vários agravos à saúde, desde alergias até a hiperatividade.

Voltando à questão dos lanches, preconiza-se o fracionamento de refeições, com a inclusão deles entre os pratos principais, sobretudo, quando se trata da alimentação na infância, período de cuidados especiais centrados no desenvolvimento e no crescimento. Iguarias saudáveis oferecidas entre as refeições permitem também a distribuição mais adequada de energia ao longo do dia, com reflexos no período escolar, proporcionando um melhor desempenho nos estudos e no aprendizado.

Deve-se lembrar, também, de que o leque de opções de cardápios saudáveis comercializados nas cantinas de escolas ainda é limitado. Outro fator frequente é a presença de produtos industrializados (como bebidas prontas com elevada quantidade de açúcares, salgadinhos e biscoitos recheados) na lancheira que as crianças levam à escola, embora se saiba que a presença constante desse padrão não está alinhada com a nutrição infantil equilibrada.

É fundamental estabelecer e planejar a merenda que será consumida na escola, privilegiando especialmente a escolha dos alimentos *in natura* ou minimamente processados, que agregarão maior valor nutricional. Orienta-se que o lanche da escola seja composto dos grupos de alimentos "energéticos", que são fontes de carboidratos – os chamados alimentos "construtores" (especialmente as proteínas) – e dos grupos de alimentos "reguladores" – que provêm vitaminas e minerais, além de fibras alimentares, como os grupos das frutas, das verduras e dos legumes.

A seguir, estão algumas sugestões de merendas para as crianças levarem à escola:

- Frutas: no caso de sucos, o ideal é optar pelos de frutas naturais sempre que possível, atentando somente para a forma de conservação e de acondicionamento (preferencialmente em uma garrafa térmica). Opções seriam os sucos de frutas como goiaba, acerola, abacaxi e maracujá, que oxidam com menos facilidade. Outra escolha mais saudável nas versões industrializadas são aquelas preparadas com a polpa da fruta e os integrais, que não levam adição de açúcar. Nesses casos, deve-se ficar atento aos rótulos para verificar se há conservantes na composição.

    No caso do consumo das frutas *in natura*, além da maçã e da banana, opções mais comuns em virtude de fácil transporte e armazenamento, é interessante inserir outras iguarias da época – considerando que o Brasil possui uma rica gama disponível – o que ajuda a diversificar a lancheira e evitar a monotonia alimentar. Exemplos: uva, morango, mexerica, kiwi ou frutas picadas como melão, melancia e manga. Outra alternativa é levar uma salada de frutas.

- Pães, torradas, biscoitos e bolos. Entre os pães, a orientação é optar pelas versões feitas a partir da farinha de trigo integral e farelos.

Há opções de pães de mandioca ou de cenoura, assim como espinafre e beterraba adicionados à massa. Torradas e biscoitos salgados, em suas versões integrais, também podem ser incluídos. No caso de biscoitos doces, orienta-se que sejam as versões sem recheio (os recheios costumam ser ricos em açúcar, sobretudo, gorduras saturadas e, em alguns casos, trans).

Bolos simples caseiros (cenoura, limão, maçã, banana, coco, laranja ou de chocolate feitos com cacau em pó), preparados com a substituição da farinha de trigo refinada pela integral. Adição de farelos como aveia ou biomassa de banana verde são alternativas. O açúcar refinado pode ser trocado pelo mascavo, demerara ou adoçado. Podem-se adicionar frutas secas.

- Acompanhamentos para sanduíches e torradas podem ter recheios com menor teor de gorduras saturadas e com fontes de proteínas, como: creme de ricota, queijo branco ou *cottage*, requeijão ou *cream cheese light*. Esses ingredientes podem ser utilizados como base para patês com peito de frango desfiado e atum, temperados com ervas (salsinha, cebolinha, orégano, manjericão), acompanhados de vegetais, como folhas verde-claras e escuras (alface, agrião, rúcula) e legumes como beterraba e cenoura ralada. Outra opção são as geleias sem açúcar de adição.
- Para complementar, podem ser incluídos na lancheira: tomate-cereja, palitinho de pepino e cenouras baby.
- Iogurtes, preferencialmente nas versões naturais, consistem em excelentes fontes de proteínas, e, assim como outros alimentos dos grupos dos laticínios, são importantes para a formação e a manutenção de ossos e dentes, por serem fonte de cálcio na alimentação.
- O *mix* de oleaginosas (castanhas, nozes, amêndoas, avelãs, pistaches, macadâmias), fontes de gorduras benéficas à saúde cardiovascular, com frutas desidratadas, é uma opção com alto valor nutricional e que promove a saciedade, além de serem práticas para o transporte.

Demais orientações para o lanche da escola:
- O uso de lancheiras térmicas é a melhor opção para transportar os alimentos, uma vez que permitem o acondicionamento mais adequado e a manutenção de temperatura;

- Convide a criança para auxiliar na montagem da lancheira e também nas escolhas dos alimentos que irão compor o lanche – isso a incentivará a consumi-los na escola;
- É muito importante que a criança se hidrate fracionadamente ao longo do dia. Além da água, os sucos de frutas, os chás (sem açúcar de adição) e a água de coco podem complementar a hidratação;
- Os lanches da cantina não precisam ser terminantemente proibidos – é imprescindível ressaltar que a alimentação equilibrada contempla todos os tipos de alimentos. É necessário aconselhar a criança a limitar a frequência do consumo. Oriente para que escolha preparações assadas.
- Se a escola oferecer as refeições, é interessante que os pais conheçam o cardápio da escola.

Caso a criança tenha diabetes, os pais precisam preservar o seu peso adequado para estatura e idade, limitar a ingestão de carboidratos simples – como farinhas refinadas e, especialmente, o açúcar em alimentos e bebidas – e monitorar a glicose várias vezes ao dia, conforme prescrição médica.

Atividade física pós-parto

Após o parto normal, é indicado reiniciar as atividades físicas em 15 dias, com exceção das mulheres que passarem por uma cesariana. Estas são orientadas a recomeçar os exercícios após 50 dias.

Todas as atividades podem ser praticadas desde que sejam incrementadas gradativamente. Os exercícios pós-parto auxiliam na recuperação geral do corpo da mulher – que foi afetado pelas mudanças durante a gestação, promovem o bem-estar, aumentam a autoestima e a autoconfiança e afastam a possibilidade do desenvolvimento de depressão. Nesse período, a prática de exercício em grupo específico é muito importante porque permite conhecer outras mães recentes e compartilhar dúvidas e experiências, que beneficiarão na prevenção de sintomas depressivos. É importante ter sempre o acompanhamento de uma equipe médica para avaliar qualquer queixa quanto ao cansaço, ao ritmo de sono e à resistência física subjetiva.

Segundo o livro *Atividade física na gravidez e no pós-parto*[4], "os exercícios podem ser direcionados para fortalecer a sustentação da bexiga e do intestino e demais órgãos localizados na cavidade abdominal. Estes também fortalecem os músculos envolvidos no sistema urinário que irá reduzir a probabilidade de incontinência urinária".

Atividade física para crianças

Com o modo de vida atual, é comum encontrarmos as crianças vidradas em *games*, televisão, tablets e celulares. Os pais têm uma agenda tão repleta de afazeres, que, para manter o "silêncio" em casa, preferem entreter a criança com todo esse aparato tecnológico, sem interagir com ela. Como consequência, os índices de obesidade têm crescido em crianças.

Segundo o estudo *Worldwide trends in body-mass index, underweight, overweight and obesity from 1975 to 2016: a pooled analysis of 2416 population-based measurement studies in 128.9 million children, adolescentes and adults*, publicado na revista *The Lancet*, em outubro de 2017[5], o número de crianças e adolescentes (de cinco a 19 anos) com obesidade em todo o mundo aumentou dez vezes nas últimas quatro décadas.

Engana-se quem acha que essa tendência ocorre somente nos EUA. No Brasil, a tendência é semelhante. Nas últimas quatro décadas, o índice de obesidade entre meninos saltou de 0,93% para 12,7%. Entre meninas, o crescimento foi menor, mas ainda assim elevado: passou de 1,01%, em 1975, para 9,37%, em 2018, de acordo com os dados compilados pela rede de cientistas de saúde NCD Risk Factor Collaboration, utilizados na pesquisa.

Andar, correr, pular, subir, nadar... todas essas atividades aperfeiçoam a coordenação motora e trazem benefícios para a saúde da criança. Direcioná-la a praticar exercício físico desde cedo desenvolve a força muscular, a flexibili-

---

4. ZUGAIB, Marcelo; LOPES, Marco Antonio Borges. *Atividade física na gravidez e no pós--parto*. São Paulo: Roca, 2009.
5. Disponível em: https://www.thelancet.com/journals/lancet/article/PIIS0140-6736(17)32129-3/fulltext?elscal=tlpr. Acesso em: set. 2019.

dade e a resistência. Ao estimular o metabolismo ósseo, aumenta a capacidade respiratória e cardíaca, melhora o humor, o apetite e previne a obesidade. No longo prazo, diminui o risco de obesidade, hipertensão e diabetes.

Para que saibamos quais modalidades desempenhar de acordo com a idade da criança, dividimos por faixa etária.

A partir dos seis meses

A criança deve ter liberdade para se movimentar de acordo com o seu nível de desenvolvimento. Colocá-la em um cercadinho permite que observe o ambiente, brinque, agarre brinquedos, puxe e empurre objetos, mova a cabeça e o corpo e possa se apoiar para ficar em pé.

Uma atividade dentro da água é indicada para bebês que ainda não sabem andar. Há muitos benefícios em deixá-la cair na água, bater as perninhas e se divertir bastante. No ambiente aquático, a criança começa a desenvolver as suas competências físicas e a trabalhar os músculos.

Em uma pesquisa importante da Griffith University (na Austrália)[6], divididas entre Austrália, Nova Zelândia e EUA, 7 mil crianças foram estudadas. Revelou-se que, quando nadam desde pequenas, elas têm desenvolvimento físico e mental mais avançado. Os pesquisadores observaram que as crianças entre três e cinco anos que haviam começado a nadar ainda bebês desenvolveram suas habilidades verbais mais cedo, assim como a capacidade de lembrar histórias e a noção de entendimento.

A partir dos dez meses

O bebê pode começar a engatinhar a qualquer momento. O ideal é que tenha bastante espaço para essa atividade. Aos poucos, começa a andar com apoio. O ambiente deve ser seguro e supervisionado por um adulto.

---

6. Para mais informações, acesse o site https://news.griffith.edu.au/2013/08/13/swimming-a-smart-move-for-children/ (acesso em: 15 out. 2019).

Um a três anos
Parece difícil pensar em uma criança sedentária, mas pode acontecer. Ela deve ser estimulada a brincar e a se manter ativa durante o dia. Nada de deixá-la assistir ao desenho no celular, deitada na cama, por horas a fio.

Quatro a sete anos
Nesta faixa etária, a criança deve ser estimulada a correr, pular, subir e descer e a experimentar tudo que faz o corpo se mexer. São válidas as primeiras experimentações com esportes de fato, mas não é indicado o foco em apenas um. Direcionar a criança a apenas uma atividade pode privar o desenvolvimento de certos grupos musculares. Nessa idade, já há a indicação de *CrossFit*.

Oito a onze anos
Os pequenos já podem começar a praticar esportes, mas sem dar ênfase no aspecto competitivo. O ideal é que exista uma associação de ginástica e jogos.

Caso tenha alguma doença crônica, é importante destacar que o exercício físico é uma atividade que consome energia proveniente da glicose, que é queimada pelas células musculares. O equilíbrio delicado dos níveis de açúcar no sangue de uma criança com diabetes torna indispensável um rígido controle desses níveis na prática de exercícios físicos. Eles interferem nos níveis de insulina e glicemia, gerando um importante controle do diabetes tipo 2 no longo prazo. Caso também tenha obesidade e hipertensão, o treinamento combinado ao emagrecimento pode reduzir em até 20% a necessidade de insulina. O conhecimento desses fatores, somado à coordenação dos horários das refeições e da prática dos exercícios previnem maiores complicações. É indispensável a parceria entre médico, paciente e educador físico, para que se atinja os resultados almejados.

Estímulo dos pais com relação à atividade física
Como os pais podem estimular os seus filhos? Algumas crianças simplesmente não gostam de esportes – por diversas razões – e não desfrutarão desses benefícios. Apesar de não ser possível forçá-las a curtir tais atividades, há

como realizar um trabalho junto a elas para criar condições, que possam ser mais agradáveis. Os cuidadores deverão descobrir um ou mais esportes que a criança considerará divertidos, ajudando-a a manter a motivação.

É importante ressaltar:

Ser realista: uma criança de porte robusto e baixo pode não ser a ideal para jogar basquete, enquanto outra, alta e esguia, provavelmente, terá dificuldades para praticar ginástica olímpica. Os pequenos com sobrepeso ou que estão fora de forma poderão se divertir (ao menos no começo) com esportes que exijam menos intensidade – jogo de peteca em vez de futebol, por exemplo. Dito isso, muitas crianças baixas gostam de jogar basquete, logo, não podemos generalizar.

Opinião da criança: mesmo que os pais gostem de um esporte, por exemplo o tênis, e tenham o sonho de ver seu filho arrasar nas quadras, não deixem que isso impeça que ele decida qual esporte deseja praticar. Outro fato muito comum é que, geralmente, por volta dos 13 anos de idade, os pré-adolescentes começam a "enjoar" dos esportes escolhidos, desistindo de todas as atividades que praticam para tentar outras. Independentemente da idade do seu filho, prepare-se para altos e baixos em relação ao interesse em diferentes esportes, sempre aceitando o desejo dele em experimentar outra coisa.

Fale sobre os benefícios do esporte: se a criança estiver hesitante sobre a prática de atividade física, explique o motivo de incentivá-lo. Não é legal dar a impressão de que está simplesmente forçando-o a fazer algo sem uma boa explicação. Seu filho deverá saber sobre suas próprias experiências no esporte, mas concentre-se nos pontos positivos que um estilo de vida ativo pode oferecer a ele, principalmente, fazer novas amizades.

Aceite a desistência da criança, com algumas condições: seja honesto com a criança, dizendo que, se ela desistir, aquele tempo dedicado ao exercício terá de ser substituído por outra atividade benéfica, não é para ficar sentado no sofá. Avalie outros esportes, como aulas de dança, caminhadas e assim por diante.

Por isso, a mensagem principal pode, assim, ser sintetizada: um estilo de vida ativo em adultos está associado a uma redução da incidência de várias doenças crônico-degenerativas, bem como a uma redução da mortalidade cardiovascular e geral.

Em crianças e adolescentes, um maior nível de atividade física contribui para melhorar o perfil lipídico e metabólico e reduzir a prevalência de obesidade. É mais provável que uma criança fisicamente ativa se torne um adulto também ativo. Em consequência, do ponto de vista de saúde pública e da medicina preventiva, promover a atividade física na infância e na adolescência significa estabelecer uma base sólida para a redução da prevalência do sedentarismo.

Imunização e prevenção de doenças infecciosas

Como já citado em capítulo anterior, historicamente, nem sempre a humanidade se preocupou com o bem-estar e a saúde das crianças. Ao contrário, as crianças não eram valorizadas e o infanticídio e o abandono eram práticas corriqueiras. A percepção da importância de "conservar as crianças" surgiu quando se observou a necessidade de exércitos maiores para vencer as guerras e, posteriormente, com o intuito de aumentar a população para o desenvolvimento das economias, dos mercados e dos países. Nesse momento, a elevada mortalidade infantil deixou de ser um fato sem significação e pode-se dizer que foi no século XVIII (Iluminismo), o momento real de uma efetiva consciência mais generalizada na sociedade da importância de cuidar das crianças.

No século XIX, houve grande progresso na Medicina e o reconhecimento de que crianças têm características próprias e peculiares ao seu estágio de crescimento e desenvolvimento e, portanto, necessidades de cuidados diferentes daqueles dos adultos. Isso fortaleceu o fato de que "crianças não são adultos pequenos".

A revolução científica e tecnológica pela qual passou a Medicina no século XX mudou a vida humana no planeta e proporcionou o surgimento de recursos diagnósticos e de tratamentos mais eficientes. Como exemplo, as drogas antibacterianas e as imunizações que modificaram as causas de morbidade e mortalidade das crianças. No passado, as preocupações dos pediatras eram a desnutrição, as infecções, sobretudo intestinais, e a elevada mortalidade infantil. Atualmente, diminuíram ou desapareceram as infecções que podem ser prevenidas pela imunização. Apenas a introdução da água potável teve impacto maior do que as vacinas na redução da morbidade e mortalidade determinada por doenças infecciosas.

O impacto das vacinas ocorre não só sobre a saúde do indivíduo vacinado, mas também sobre a população em que ele está inserido. A proteção induzida por vacinas depende do tipo utilizado e das características imunes do vacinado, que irão depender, entre outras coisas, da idade, do intervalo entre as vacinas. Elas podem conter um ou mais agentes imunizantes apresentados sob diversas formas: bactérias ou vírus vivos atenuados, vírus inativados, bactérias mortas e componentes dos agentes infecciosos purificados ou modificados química ou geneticamente. Além disso, as vacinas podem conter outros componentes (conservantes, estabilizantes e adjuvantes) utilizados para conservação e para aumentar o estímulo à produção de anticorpos.

AO NASCER

Bacllo Calmette-Guerln (BCG) – (previne as formas graves de tuberculose, principalmente miliar e meníngea) – dose única.

Hepatite B – dose única.

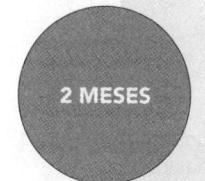

2 MESES

Pentavalente (previne difteria, tétano, coqueluche, hepatite B e meningite e infecções por HIB) – 1ª dose.

Vacina inativada poliomielite (VIP) (previne poliomielite ou paralisia infantil) – 1ª dose.

Pneumocócica 10 Valente (previne pneumonia, otite, meningite e outras doenças causadas pelo Pneumococo) – 1ª dose.

Rotavírus (previne diarreia por rotavírus) – 1ª dose.

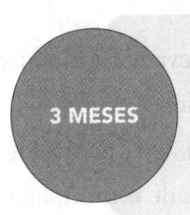

3 MESES
- **Meningocócica C** (previne a doença meningocócica C) – 1ª dose.

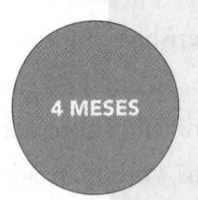

4 MESES
- **Pentavalente** (previne difteria, tétano, coqueluche, hepatite B e meningite e infecções por Haemóphilus Influenzae tipo B) – 2ª dose.
- **Vacina inativada poliomielite (VIP)** (previne a poliomielite ou paralisia infantil) – 2ª dose.
- **Pneumocócica 10 Valente** (previne pneumonia, otite, meningite e outras doenças causadas pelo Pneumococo) – 2ª dose.
- **Rotavírus** (previne diarreia por rotavírus) – 2ª dose.

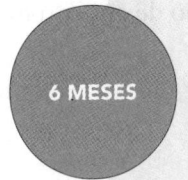

6 MESES
- **Pentavalente** (previne difteria, tétano coqueluche, hepatite B e meningite e infecções por HIB) – 3ª dose.
- **Vacina inativada poliomielite (VIP)** (previne poliomielite ou paralisia infantil) – 3ª dose.

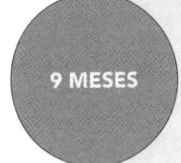

9 MESES
- **Febre amarela** (previne febre amarela) – dose única.

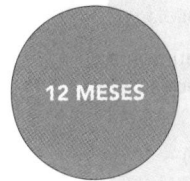

12 MESES
- **Tríplice viral** (previne sarampo, caxumba e rubéola) – 1ª dose.
- **Pneumocócica 10 Valente** (previne pneumonia, otite, meningite e outras doenças causadas pelo Pneumococo) – reforço.
- **Meningocócica C** (previne doença meningocócica C) – reforço.

15 MESES

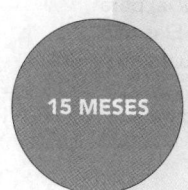

Difteria, tétano, e coqueluche (DTP) – 1º reforço.

Hepatite A – dose única.

Vacina oral poliomielite (VOP) (previne poliomielite ou paralisia infantil) – 1º reforço.

Tetraviral ou tríplice viral + varicela (previne sarampo, rubéola, caxumba e varicela/catapora) – 1 dose.

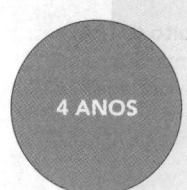

4 ANOS

Difteria, tétano e coqueluche (DTP) – 2º reforço.

Vacina oral poliomielite (VOP) (previne poliomielite ou paralisia infantil) – 2º reforço.

Varicela atenuada (previne varicela/catapora).

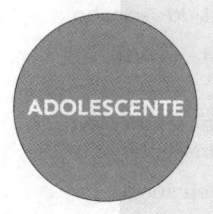

ADOLESCENTE

A caderneta de vacinação deve ser frequentemente atualizada. Algumas vacinas só são administradas na adolescência. Outras precisam de reforço nessa faixa-etária. Além disso, doses atrasadas podem ser colocadas em dia. Veja as vacinas recomendadas a adolescentes:

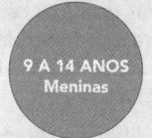

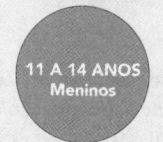

9 A 14 ANOS Meninas

HPV (previne papiloma, vírus humano que causa cânceres e verrugas genitais) – 2 doses com seis meses de intervalo.

11 A 14 ANOS Meninos

HPV (previne papiloma, vírus humano que causa cânceres e verrugas genitais) – 2 doses com seis meses de intervalo.

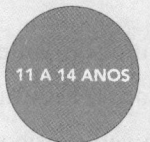

11 A 14 ANOS

Meningocócica C (doença invasiva causada por Neisseria Meningitidis do sorogrupo C) – dose única ou reforço.

Cuidados pós-gestacionais

GESTANTE

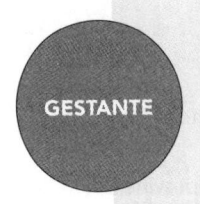

A vacina para mulheres grávidas é essencial para prevenir doenças para si e para o bebê. Elas não podem tomar as mesmas vacinas que qualquer adulto e, portanto têm um esquema vacinal diferenciado. Veja as vacinas indicadas para gestantes.

Hepatite B – 3 doses, de acordo com a situação vacinal.

Dupla Adulto (DT) (previne difteria e tétano) – 3 doses, de acordo com a situação vacinal.

Tríplice bacteriana acelular do tipo adulto (DTPA) Previne difteria, tétano e coqueluche - uma dose a cada gestação a partir da 20ª semana de gestação ou no puerpério (até 45 dias após o parto).

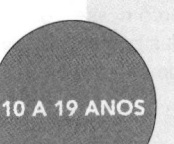

10 A 19 ANOS

Hepatite B – 3 doses, de acordo com a situação vacinal.

Febre amarela – 1 dose se nunca tiver sido vacinado.

Dupla adulto (previne difteria e tétano) – reforço cada 10 anos.

Tríplice viral (previne sarampo, caxumba e rubéola) – 2 doses, a depender da situação vacinal anterior.

Pneumocócica 23 Valente (previne pneumonia, otite, meningite, e outras doenças causadas pelo Pneumococo) – 1 dose a depender da situação vacinal. A vacina pneumocócica 23 V está indicada para grupos-alvo específicos.

Dupla adulto (previne difteria e tétano) – reforço cada 10 anos.

Fonte: Ministério da Saúde – Calendário Nacional de Vacinação 2018. Disponível em: http://www.saude.gov.br/saude-de-a-z/vacinacao/calendario-vacinacao. Acesso em: 17 out. 2019.

Não seria possível encerrar este capítulo sem antes agradecer parte da generosa contribuição da nutricionista Clarissa Fujiwara, pelas importantes informações relativas à nutrição, e ao educador físico Winston Boff, pelos conhecimentos referentes à atividade física.

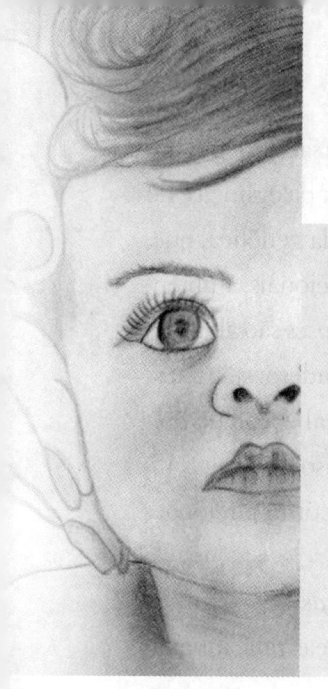

CAPÍTULO 7

CUIDADOS NA ADOLESCÊNCIA

Segundo a Organização Mundial da Saúde (OMS), considera-se a adolescência o período correspondente à faixa etária entre os dez e 19 anos, e a juventude se estende dos 15 aos 24 anos. Já a Lei 8.068, de 1990, que faz parte do Estatuto da Criança e do Adolescente no Brasil, reconhece a adolescência entre os 12 e 18 anos, e, de acordo com o artigo 1 do Estatuto da Juventude, são consideradas jovens as pessoas com idade entre 15 e 29 anos.

Dados do Instituto Brasileiro de Geografia e Estatística (IBGE) revelam que 17,9% da população brasileira é composta por adolescentes – pouco mais de 34 milhões de pessoas.

A adolescência é a etapa da vida compreendida entre a infância e a idade adulta, marcada por um complexo processo de crescimento e desenvolvimento biopsicossocial. Na cultura ocidental contemporânea, existe o consenso de que os primeiros indícios da maturação sexual, introduzidos pela puberdade, marcam, concretamente, o início da adolescência. Esse processo constitui uma parte da adolescência caracterizada, principalmente, pela aceleração e desaceleração do crescimento físico, mudança da composição corporal, eclosão hormonal e evolução do desenvolvimento sexual.

O crescimento, interpretado por muitos como sinônimo de saúde, é um dos principais parâmetros utilizados para a avaliação do bem-estar da criança e do adolescente. É particular para cada indivíduo, dependendo da genética, que, por sua vez, sofre influência de mecanismos endócrinos, nutricionais, ambientais e sociais. Ou seja, desnutrição, doenças crônicas e parasitoses são algumas das enfermidades que podem levar ao prejuízo do ganho ponderoestatural.

Desde o início da concepção, fatores maternos, como realização de pré-natal adequado, nutrição, hábitos (tabagismo, etilismo e uso de drogas ilícitas), infecções, podem interferir no crescimento, assim como alterações placentárias com baixa oferta de oxigênio e glicose ao feto.

Na adolescência, ocorre a puberdade (do latim *pubertas* que significa idade fértil), período no qual ocorrem modificações biológicas relacionadas com o crescimento físico e a maturação sexual.

Marshal e Tanner, referências primordiais nos estudos acerca da puberdade, descreveram as principais transformações que ocorrem nesse período: mudanças na composição corporal associadas a aumento da massa muscular, crescimento ósseo e ganho de tecido adiposo, desenvolvimento do sistema cardiorrespiratório e dos órgãos reprodutivos, e aparecimento dos caracteres sexuais secundários.

A puberdade inicia com o denominado "despertar hormonal", disparo de uma série de hormônios que ocasionam reações em cadeia iniciadas no hipotálamo e que culminam com a aquisição da capacidade reprodutora e modificação da imagem corporal. O momento exato do deflagrar e o seu desencadeamento são desconhecidos, mas acredita-se que existe um relógio biológico responsável por tal evento, a exemplo do climatério no sexo feminino e a andropausa no sexo masculino.

Nutrição na adolescência

Estudo divulgado em novembro de 2018 pelo Sistema de Vigilância Alimentar e Nutricional (Sisvan) aponta que os adolescentes acompanhados pelos serviços de atenção básica do Sistema Único de Saúde (SUS) estão se alimentando mal. Os dados mostram que, em 2017, 55% deles consumiram produtos industrializados regularmente, como macarrão instantâneo, salgadinho de pacote ou biscoito salgado. Além disso, 42% desses jovens ingeriram hambúrguer e/ou embutidos; e 43%, biscoitos recheados, doces ou guloseimas.

O balanço também trouxe dados por região que mostram que o Sul do país é o que apresenta a maior quantidade de jovens consumindo hambúrguer e/ou embutidos , com 54%; e macarrão instantâneo, salgadinho de pacote ou biscoito salgado, com 59%. Já o Norte vem com o menor percentual nesses dois grupos, com 33% e 47% respectivamente. Quando o assunto são biscoitos recheados ou guloseimas, a região Sul também apresenta números altos (46%), mas empatada com os jovens nordestinos (46%).

Quando falamos por sexo, os percentuais mostram que o consumo de industrializados, fast-food e alimentos doces recheados/guloseimas não se diferenciam muito, sendo um pouco maior em meninos. O primeiro grupo de alimentos, por exemplo, é consumido por 58% deles, enquanto as adolescentes representam 54%. Já o segundo grupo é consumido por 41% dos jovens do sexo masculino e 38% do feminino. Já os recheados, são preferência de 42% deles e 41% delas.

Os maus hábitos à mesa têm se refletido na saúde e no excesso de peso dos adolescentes. Números da Pesquisa Nacional de Saúde do Escolar (Pense) trouxeram que 7,8% dos adolescentes das escolas entre 13 e 17 anos estão obesos, sendo maior a incidência entre os meninos (8,3%) do que nas meninas (7,3%). O Sisvan revela que 8,2% dos adolescentes (dez a 19 anos) atendidos na Atenção Básica em 2017 são obesos.

As cantinas escolares, que muitas vezes oferecem alimentos de baixo valor nutricional, contribuem para escolhas não saudáveis pelas crianças e adolescentes. É papel do Estado priorizar o ambiente escolar como um dos espaços para o desenvolvimento de estratégias de Promoção da Alimentação Adequada e Saudável.

Esses dados são alertas importantes para todas as autoridades. Período de intenso desenvolvimento não somente físico, porém também cognitivo e psicossocial do ponto de vista nutricional, a adolescência apresenta elevada necessidade de energia e consumo de vitaminas e minerais para manter o ritmo de crescimento a todo vapor. É essencial almejar as tais necessidades nutricionais por meio da alimentação mais variada possível, considerando que esse é um período de formação também de hábitos alimentares. De forma sucinta, entram em jogo as gorduras para a síntese de hormônios, as proteínas para a formação de tecidos e os carboidratos para garantir o aporte de energia.

É nesse período, para as meninas, que ocorre a menarca (que consiste na primeira menstruação) e, com as mudanças da composição corporal, torna-se ainda mais importante atentar ao consumo de minerais como o ferro devido às perdas de sangue pela menstruação. Tanto para meninos quanto para meninas, outros nutrientes são igualmente importantes, como o zinco, cuja deficiência pode causar atraso no crescimento e na maturação sexual, além do cálcio e da vitamina D, essenciais para garantir a saúde de estruturas como ossos e dentes.

Quando falamos de zinco, a fonte desse nutriente está presente em: ostras, nozes, castanhas, carnes bovina e de frango, semente de abóbora, aveia, feijão, leite e pães integrais. Se a referência for cálcio, a dieta inclui os seguintes alimentos: leite, tofu, brócolis, sardinha, espinafre, semente de gergelim, soja, linhaça, grão-de-bico e aveia.

Ao contrário de outras vitaminas, o corpo humano produz cerca de 90% da vitamina D de que necessitamos; o restante vem dos alimentos. Sob a ação dos raios ultravioleta, uma molécula precursora existente na pele (7-dihidrocolesterol) transforma-se em uma forma inativa da vitamina D, que será convertida em ativa no fígado e nos rins. De qualquer forma, é importante consumir as principais fontes que estão ligadas a produtos de origem animal; entre elas estão o ovo de galinha, o fígado, o leite, o atum, a sardinha e o óleo de peixe; de origem vegetal, estão os cogumelos.

De forma geral, a adolescência é caracterizada por um período de crescimento acelerado, portanto, é importante ter uma alimentação variada, com proteínas (carnes e ovos), ferro (carnes e leguminosas – feijão, lentilha, ervilha), cálcio (leite e derivados, vegetais verdes escuros, leguminosas, peixes), vitaminas A (fígado, peixe, gema de ovo, vegetais folhosos, legumes e frutas) e C (frutas cítricas). Em resumo, refeições devem ocorrer a cada 3 horas e pratos coloridos e atrativos devem ser à base da alimentação nessa faixa etária.

Uma sugestão importante nessa faixa de idade é que alimentar-se frente à televisão, ao computador, ao tablet ou ao celular deve ser evitado. Além disso, a água precisa estar presente, pois a falta dela abala várias funções do organismo. Um conselho essencial para estimular a ingestão dela é saboreá-la com pedaços de limão, abacaxi, laranja, canela, gengibre e folhas de hortelã.

Quantidade de água de acordo com Dietary Reference Intakes (DRI):
- 9 a 13 anos – meninos: 2.400 ml (1.800 ml com bebidas e água); meninas: 2.100 ml (1.600 ml com bebidas e água).
- 14 a 18 anos – meninos: 3.300 ml (2.600 ml com bebidas e água); meninas: 2.300 ml (1.800 ml com bebidas e água).

Para haver as mudanças de hábitos, é preciso entender que, na adolescência, a alimentação é influenciada por diversos fatores, entre eles hábitos da família e de amigos, normas e valores culturais, mídia, conhecimento de nutrição, necessidades e características psicológicas, imagem corporal, valores e experiências pessoais, preferências alimentares etc. Para uma família, é necessário que os pais conheçam as características individuais do adolescente, construam uma conduta flexível e tracem mudanças gradativas em conjunto, com o intuito de motivá-lo a ter uma alimentação mais saudável.

Os pais são o exemplo. Não adianta querer que os filhos sejam saudáveis se eles não demonstram isso na prática. Fazer as refeições em família em um ambiente de carinho e acolhimento faz com que o adolescente tenha uma referência positiva da alimentação. É importante que os pais, que são os provedores, na hora da compra, evitem alimentos ultraprocessados (industrializados com excesso de gordura, sal e açúcar) e priorizem uma alimentação colorida e feita em casa.

O consumo de alimentos ultraprocessados, entre eles, biscoitos recheados, salgadinhos de pacote, refrigerantes e macarrão instantâneo, refrescos na versão em pó, produtos congelados prontos para aquecer e desidratados, como misturas para bolos, sopas em pó, tempero pronto, cereais matinais, barras de cereal, bebidas energéticas, pode ser muito prejudicial.

O consumo elevado e massivo de alimentos industrializados, associado à falta de acesso à informação acerca de aspectos nutricionais, traz muitas dificuldades. Especialmente, nos grandes centros urbanos, o dispêndio de grande parte do tempo com a jornada de trabalho dos pais (ou responsáveis pelos cuidados da criança) e a sua locomoção encurtam o tempo disponível para o melhor preparo de refeições no ambiente de casa.

Concomitantemente, em muitas situações de vulnerabilidade alimentar, o acesso a frutas e verduras é limitado, sendo priorizado o consumo de alimentos ultraprocessados de baixo custo e que apresentam alta densidade calórica (geralmente, provenientes de teores de açúcares, cereais refinados, gorduras e excesso de sal). Em paralelo, o decrescente estímulo à atividade física, determinado pelo maior "tempo de tela" com o incremento do uso de aparelhos eletrônicos além da televisão, como o computador, o *videogame* e, ultimamente, os celulares e tablets, soma-se à escassez de espaços públicos e de locais que permitam que a criança/adolescente possa brincar e se exercitar com segurança.

É extremamente importante salientar que a pressão social e psicológica a qual a criança/adolescente com obesidade é submetida(o) pode desencadear outros problemas de saúde da esfera psicossocial, de grande impacto sobre o seu desenvolvimento, como a baixa autoestima e a depressão.

A criança/adolescente em desenvolvimento requer proteção. Uma política pública que pode ser implementada é a regulamentação da publicidade, visto que carrega parcela na corresponsabilidade do padrão alimentar atualmente vigente. Além de coibição de práticas excessivas que levem o público a padrões de consumo conflitantes com a promoção da saúde, deve-se considerar que, muitas vezes, a veiculação de mensagens está sob o verniz que induz o consumidor a acreditar que determinado produto oferece muitos benefícios, que na realidade não possui. Tudo isso enfatiza a necessidade de restringir a publicidade abusiva.

Diante da epidemia de sobrepeso e obesidade na população, paralelamente ao regulamento de publicidade de alimentos, é preciso incentivar o aumento da oferta e o acesso a alimentos frescos (*in natura*) e a criação de ambientes promotores da alimentação saudável.

Atividade física na adolescência

A partir dos 12 anos, o adolescente já pode praticar esportes com objetivos competitivos, visando resultados. O esporte é importante na formação do caráter, porque desenvolve a sociabilidade, o respeito às regras, o empenho e o modo de lidar com vitórias e derrotas.

Entretanto, quatro itens devem ser respeitados para qualquer prescrição de exercícios físicos:
- Tipo: aeróbico ou anaeróbico.
- Frequência: três a quatro vezes por semana (acima disso, geralmente, trata-se de exercícios competitivos e devem ser prescritos com base em testes específicos). É importante definir o predomínio do tipo de exercício (aeróbico ou anaeróbico), conforme as necessidades e objetivos do adolescente. Se a finalidade for a redução de gordura e/ou melhorar o condicionamento físico, os exercícios aeróbicos (caminhada, corrida, andar de bicicleta) são suficientes em uma primeira etapa. Também devem ser propostos os anaeróbicos (trabalho com pesos) para o fortalecimento de grupos musculares. Nesse caso, é necessário acompanhamento e orientação de um profissional de saúde da área esportiva.
- Intensidade: pode ser determinada pela frequência cardíaca. Esse é um dos parâmetros que pode ser utilizado facilmente no cotidiano.
- Duração: de modo geral, não se deve ultrapassar 60 minutos, no caso dos aeróbicos.

Por outro lado, o esporte pode acarretar lesões físicas (como fratura ou rompimento de ligamentos), desidratação pelo calor e sobrecarga psicológica. Portanto, é importante que pais e profissionais acompanhem as aulas e o desempenho do adolescente para assegurar que tenha maturidade biológica suficiente e não fique estressado. Jovens da mesma faixa etária podem ter diferenças de maturação. Então, é preciso identificar o ritmo próprio de cada um. Por isso, o professor deve controlar a intensidade do treinamento, levando em conta a idade e o desenvolvimento de cada aluno.

A atividade física pode prejudicar o adolescente? Isso só ocorrerá quando um adulto obrigar o seu filho ou um conhecido a fazer alguma atividade de que não gosta ou o obrigar a cometer exageros. Caso o adolescente tenha acompanhamento profissional especializado, essa interferência negativa tende a diminuir.

Do ponto de vista do aparelho locomotor, sabe-se que os ossos de um adolescente ainda estão em formação, em geral, até o final da segunda década. As placas de crescimento são vulneráveis a lesões por traumatismos agudos e overdose. Dessa forma, devem ser identificadas características anatômicas e biomecânicas que possam facilitar a ocorrência dessas lesões.

As modalidades esportivas que dependem principalmente de força e potência muscular devem ser orientadas de forma muito cuidadosa. A aplicação precoce de exercícios de desenvolvimento da massa muscular se não for muito bem orientada, respeitando os limites impostos pela fase de crescimento e desenvolvimento, poderá interferir de maneira bastante prejudicial à saúde.

Caso o objetivo seja a participação competitiva ou atividades de alta intensidade, é necessário fazer uma avaliação médico-funcional mais ampla, incluindo avaliação clínica da composição corporal, testes de potência aeróbica e anaeróbica, entre outros. A avaliação pré-participação tem como objetivo básico assegurar uma relação risco/benefício favorável e deve considerar seus objetivos, a disponibilidade de infraestrutura e de pessoal qualificado. O risco de complicações cardiovasculares é extremamente baixo, exceto quando existem cardiopatias congênitas ou doenças agudas. A presença de algumas condições clínicas exige a adoção de recomendações especiais e devem ser identificadas e quantificadas, tais como a asma brônquica, a obesidade e o diabetes.

Adolescentes com diabetes

O exercício físico é uma atividade que consome energia proveniente da glicose, que é queimada pelas células musculares. O equilíbrio delicado dos níveis de açúcar no sangue de uma criança/adolescente com diabetes torna indispensável um rígido controle na prática de exercícios físicos, os quais interferem nos níveis de insulina e glicemia, gerando um importante controle do diabetes tipo 2 em longo prazo.

Se o adolescente tiver também obesidade e hipertensão, o treinamento combinado ao emagrecimento pode reduzir em até 20% a necessidade de insulina. O conhecimento desses fatores, combinado com a coordenação dos horários das refeições e da prática do exercício, previnem maiores complicações. É indispensável lembrar-se da importância da parceria entre médico, paciente e educador físico, para que haja os resultados necessários.

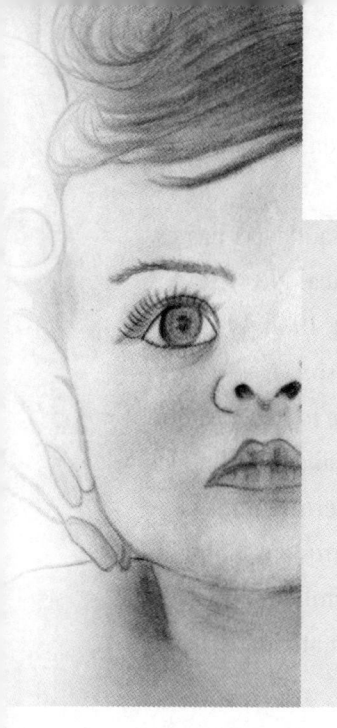

CAPÍTULO 8

COMO PODEMOS TRABALHAR JUNTOS PARA PREVENIR AS DOENÇAS CRÔNICAS?

Como havíamos comentado no início deste livro, as doenças crônicas causam 41 milhões de mortes por ano no mundo – o que equivale a 70% de todos os falecimentos. De acordo com a agência da ONU, 85% desses óbitos ocorrem em países em desenvolvimento.

Segundo dados do Ministério da Saúde, publicadas em agosto de 2018, doenças cardiovasculares, câncer, diabetes e doenças respiratórias crônicas responderam por 421 mortes a cada 100 mil habitantes em 2016. Para efeito de comparação, até 2015, esse índice vinha em queda, com 418,9 mortes nessa proporção.

Com todos esses dados, como podemos reverter a incidência das doenças crônicas no Brasil e quem sabe ajudar outros países também?

Um *case* de sucesso foi o que a ex-primeira-dama dos Estados Unidos, Michelle Obama realizou no início de 2010. Apoiada por seu marido, ela criou a campanha *Let´s move* (Vamos nos mover!), que focou na reforma de fatores comportamentais e ambientais, concentrando-se em estilos de vida ativos e alimentação saudável por meio do envolvimento da comunidade, de escolas, locais de trabalho e profissionais de saúde.

A iniciativa incentivou o consumo de alimentos mais saudáveis nas escolas, melhor rotulagem de alimentos e mais atividade física. Nos Estados Unidos, cerca de uma em cada cinco crianças entre seis e 19 anos já tem obesidade, e cerca de uma em cada três tem excesso de peso.

Uma parte dessa campanha foi chamada de *Chefs Move to Schools*, que reuniu profissionais especializados em gastronomia para ensinar habilidades culinárias para crianças em idade escolar e levá-las a experimentar novas opções de alimentos saudáveis, além de treinar os cozinheiros das 3.500 escolas em preparação de pratos mais sadios. A campanha também envolveu a cantora Beyoncé, que estimula as crianças a realizarem atividade física em um vídeo[7].

Outra parte da iniciativa foi engajar empresas varejistas na expansão de áreas com acesso a alimentos saudáveis para os consumidores. Algumas delas se dispuseram a fazer parcerias com fabricantes que se comprometam a eliminar gorduras trans e remover 10% do açúcar e 25% do sódio dos produtos. 597 museus e jardins também participaram do programa para oferecer exposições ativas de alimentos saudáveis. O programa incluiu também uma parceria com a Associação de Tênis dos Estados Unidos para reformar 6.200 quadras de tênis e inscrever 250 mil crianças e 12 mil treinadores para as aulas. Uma iniciativa interessante foi o lançamento do *MyPlate*, ícone de fácil compreensão para ajudar os pais a fazerem escolhas mais saudáveis para suas famílias, entre outras ações.

No livro *A Minha História*, Michelle Obama relata a parceria com algumas instituições importantes para a redução dos casos de obesidade. As Associações Americanas dos Fabricantes de Bebidas já adotaram rótulos com informações nutricionais mais claras. A Academia Americana de Pediatria recomendou aos médicos a inclusão do índice de massa corpórea nos procedimentos-padrão de atendimento. Além disso, convenceu a Disney, a NBC

---

7. BEYONCÉ. Let's Move Your Body (Official Video ~ HD). 2012. (4min 17sec). Disponível em: https://www.youtube.com/watch?v=fqzNRchjm-k. Acesso em: 15 out. 2019.

e a Warner Bros a veicularem anúncios de serviço público e a investirem em uma programação especial de incentivos a escolhas para um estilo de vida saudável. Dirigentes de doze ligas esportivas profissionais concordaram em promover a campanha Sessenta Minutos de Brincadeira por Dia, para incentivar as crianças a se mexerem mais.

Segundo a matéria da CNN *Michelle Obama's Let's move turns 5; Is it working?*, de Kevin Liptak[8], os Centros de Controle de Doenças nos Estados Unidos disseram que a prevalência de obesidade caiu em 43% em crianças de dois a quatro anos, entre 2004 e 2012. Os especialistas comentam que, no todo, o cenário demonstra que está havendo uma desaceleração ou uma estabilização das taxas de obesidade no país.

Nessa mesma direção, a Aliança de Controle do Tabagismo (ACT), após realizar campanhas e políticas públicas contra os males do tabagismo (que tiveram amplo sucesso no Brasil), em 2013, começou a trabalhar pela prevenção de outros fatores de risco de Doenças Crônicas Não Transmissíveis além do tabagismo, que incentivam alimentação saudável, controle do álcool e atividade física. Em função dessa ampliação do escopo, o nome da organização mudou para ACT Promoção da Saúde.

Hoje, ela apoia principalmente quatro políticas públicas, que vão ao encontro da prevenção de doenças crônicas. Entre elas, estão: preservar o Decreto Presidencial 9.394/2018, que reduz incentivos fiscais recebidos pela indústria de bebidas açucaradas na Zona Franca de Manaus; criar sobretaxas a todos os alimentos ultraprocessados; proibir as propagandas desses alimentos voltadas para crianças; e, por fim, incentivar a criação de uma rotulagem dos produtos, que alerte a população brasileira sobre os riscos de consumo desses alimentos.

Por sua vez, uma das autoras deste livro, Vanessa Pirolo, esteve no Terceiro Encontro de Doenças Crônicas Não Transmissíveis das Nações Unidas, em 27 de setembro de 2018. Nesse encontro, reuniram-se presidentes, ministros

---

8. LIPTAK, Kevin. Michelle Obama's Lets Move turns 5; Is it working? CNN, 7 abr. 2015. Disponível em: https://edition.cnn.com/2015/04/06/politics/michelle-obamas-lets-move-turns--5-is-it-working/index.html. Acesso em: 8 out. 2019.

da saúde e representantes dos países integrantes da instituição. Mais de 50 chefes de Estado discursaram e se comprometeram com 13 novas medidas para combater doenças não transmissíveis, incluindo câncer, doenças cardíacas e pulmonares, derrame cerebral e diabetes. Dispuseram-se, também, a promover a saúde mental e o bem-estar da população.

Os chefes de Estado concordaram em incluir leis robustas e medidas fiscais para proteger as pessoas contra o tabaco e os alimentos industrializados não saudáveis. Três medidas foram faladas incansavelmente por boa parte dos líderes dos países: restringir a propaganda de álcool, proibir a de tabaco e taxar as bebidas açucaradas.

Além dessas medidas, foram incluídas outras campanhas de conscientização para promover estilos de vida mais saudáveis, como: vacinação contra o vírus HPV (para proteger as mulheres do câncer de colo do útero), tratamento da hipertensão e do diabetes, estancamento da obesidade infantil, promoção de atividades físicas e redução da poluição do ar.

Muito se falou sobre a importância de realizar parcerias entre o governo, a sociedade civil e o setor privado. Entre elas, os participantes ressaltaram a importância de a indústria reduzir sal, açúcares e gorduras dos seus produtos. Destacaram também a relevância de se incluir rotulagem nutricional em alimentos e de restringir a comercialização de alimentos e bebidas não saudáveis para crianças.

No segmento do diabetes, a Associação de Diabetes Juvenil (ADJ Diabetes Brasil), que representa 35 associações brasileiras de diabetes junto do governo federal, na pessoa de uma das autoras deste livro, Vanessa Pirolo, está trabalhando pela implementação de várias políticas públicas para melhorar o acesso ao tratamento adequado. Entre elas, estão: disponibilização no SUS das insulinas análogas de ação lenta, já que foram incorporadas em fevereiro de 2019; melhor acesso às insulinas análogas de ação rápida, incorporadas em 2017; teste dos glicosímetros pela Anvisa para que se prove a precisão das taxas de glicemia de mais de 72 modelos existentes no país; apoio a um programa de educação em diabetes para profissionais de saúde nas 42 mil Unidades Básicas de Saúde no Brasil, para melhorar a adesão das pessoas com diabetes ao tratamento – iniciativa que está sendo realizada pelo Conselho Nacional de Secretarias Municipais de Saúde (Conasems), com a parceria da empresa Novo Nordisk e do Instituto de Pesquisa e Apoio ao Desenvolvimento Social (Ipads); incorporação de um antiangiogênico (medicamento que inibe o avanço do edema macular diabético/retinopatia diabética, doença que pode levar à cegueira) no SUS; e atualização do protocolo de tratamento de pessoas com diabetes tipo 2 no SUS.

A instituição também tem apoiado o Projeto de Lei 6754 de 2013, que institui a Política Nacional de Prevenção do Diabetes e de Assistência Integral à Saúde da Pessoa com Diabetes.

Outro projeto de lei apoiado pela instituição é o PLS 225 de 2017, que tem como base a instalação de centros de diabetes espalhados por todo o país com diversos especialistas para garantir a universalidade do acesso, a integralidade e a igualdade de assistência, o direito à informação e a descentralização do atendimento. Essas unidades de saúde deverão prestar atendimento médico em todas as especialidades envolvidas no diagnóstico e no tratamento do diabetes *mellitus* e de suas complicações, bem como, quando necessário, oferecer serviços de outros profissionais de apoio; assegurar amplo acesso a medicamentos, insulinas e demais insumos necessários para assegurar efetivo tratamento dos pacientes; assegurar acesso ao tratamento das complicações agudas e crônicas do diabetes *mellitus*; servir como referência assistencial para as unidades básicas de saúde localizadas em sua área de abrangência territorial; oferecer cursos de educação continuada sobre diabetes *mellitus* aos médicos e demais profissionais das unidades básicas de saúde de sua unidade territorial; manter banco de dados atualizado e amplamente divulgado, contendo informações sobre aspectos epidemiológicos dos atendimentos realizados.

Por outro lado, a outra autora do livro, Eliana Pirolo, no que tange à Saúde Coletiva, tem colaborado para a prevenção de doenças crônicas não transmissíveis, com a utilização dos recursos da medicina preventiva em seu Ambulatório no Setor de Ginecologia Endocrinológica da Universidade Federal de São Paulo/Escola Paulista de Medicina.

Propostas

Um estudo publicado pela agência de notícias BBC, no ano de 2018, realizado pela Universidade Britânica King's College[9], apontou que, no Brasil, os gastos com diabetes e as suas complicações somaram mais de 190 bilhões de reais em 2015 e, em 2030, podem chegar a 406 bilhões de reais. Muitos especialistas afirmam que 10% ou 11% da população brasileira têm essa condição.

Para reverter esses dados e aqueles publicados no início deste capítulo, as autoras deste livro querem sensibilizar todas as autoridades governamentais sobre a importância de que esses gastos sejam reduzidos por meio de investimentos em políticas públicas e revertidos em acesso ao tratamento adequado, incluindo a adesão das pessoas com doenças crônicas às melhores terapêuticas existentes hoje.

Por isso, sugerimos aqui as principais propostas (algumas delas já estão em andamento e devem ser apoiadas):

1. disponibilização das Insulinas Análogas de Ação Lenta para todas as pessoas com diabetes tipo 1 de todas as faixas etárias;
2. acesso da população a glicosímetros, que tenham sua precisão atestada pela Anvisa e pela Fiocruz;
3. incorporação de antiangiogênico no SUS para tratar retinopatia diabética/ edema macular;
4. acesso da população a um programa de educação em diabetes para ajudar a adesão à terapêutica;
5. realização de cursos de diabetes para profissionais de saúde a fim de promoverem a adesão da pessoa com diabetes à terapêutica;
6. criação de alguma portaria do governo que possa mostrar onde estão os remédios para tratar as pessoas crônicas e solucionar rapidamente a situação daqueles municípios que estão com problemas de entrega dos medicamentos e insumos;

---

9. BOMMER, Christian et. all. Global Economic Burden of Diabetes in Adults: Projections From 2015 to 2030. *Diabetes Care*, v. 41 (5), p. 963-970, 2018. Disponível em: https://care.diabetesjournals.org/content/early/2018/02/20/dc17-1962. Acesso em: 15 out. 2019.

7. criação de um programa de educação em doenças crônicas nas escolas, envolvendo os professores, os diretores e os pais de alunos;
8. apoio ao Ministério da Saúde na capacitação de mais de 270 mil agentes comunitários para que possam ajudar as pessoas a aderir ao tratamento;
9. implantação de um programa de alimentação saudável nas escolas envolvendo as merendeiras;
10. preservar o Decreto Presidencial 9.394/2018, que reduz os incentivos fiscais recebidos pela indústria das bebidas açucaradas na Zona Franca de Manaus;
11. sobretaxar todos os alimentos ultraprocessados;
12. proibir as propagandas dos alimentos ultraprocessados voltados para crianças;
13. incentivar a criação de uma rotulagem dos produtos, que alerte a população brasileira sobre os riscos de consumos desses alimentos;
14. criar um programa de alimentação saudável para conscientizar os fornecedores das escolas públicas sobre a importância de diminuir o sal, o açúcar e as gorduras dos alimentos distribuídos nas escolas;
15. estimular empresas de renome a veicular anúncios que incentivem escolhas para um estilo de vida saudável;
16. incentivar Programas de Atividades Físicas;
17. disponibilizar para a população com doenças crônicas atendimento multidisciplinar, formado por psicólogos, nutricionistas, educadores físicos, dentistas, enfermeiros, endocrinologistas, oftalmologistas e outros especialistas necessários;
18. potencializar os trabalhos das associações de doenças crônicas a fim de dar o suporte adequado ao tratamento aos seus associados;
19. atualizar o protocolo de diabetes tipo 2 no SUS;
20. incentivar a realização de estudos epidemiológicos sobre a incidência e a prevalência das doenças crônicas;
21. monitorar o atendimento de todas as pessoas com doenças crônicas;
22. tornar o exame de glicemia um procedimento obrigatório na triagem de emergências e de urgências;

23. apoiar o PLS 225 de 2017, que tem como base a instalação de centros de diabetes espalhados por todo o país;
24. envolver o Conselho Nacional de Secretarias Municipais de Saúde (Conasems) e o Conselho Nacional de Secretários de Saúde (Conass) nas iniciativas elencadas antes, principalmente em capacitação de profissionais de saúde;
25. aperfeiçoar o canal de comunicação da Anvisa com os usuários da saúde, por meio da regulamentação de um processo de recebimentos de demandas e denúncias de produtos e serviços de saúde em desconformidade com a norma de segurança e eficácia, com a fixação de prazo para respostas e solução dos problemas apresentados pelos cidadãos;
26. promover campanhas de detecção e de orientação de doenças crônicas durante o ano pelo país.

Mas, para que essas políticas públicas sejam implementadas, é importante que todas as pessoas da sociedade civil, engajadas nas causas das doenças crônicas, se unam. Para isso, é necessário envolver todos os *stakeholders* relevantes (governo, médicos, indústria, outras associações, pacientes, blogueiros) nessa missão.

Quando as pessoas reunirem o maior número de dados sobre a incidência de doenças crônicas, sobre o impacto gerado no orçamento e sensibilizarem as autoridades sobre a importância de desenvolverem políticas públicas que revertidas em prol da sociedade, construiremos a sinergia necessária para que os cidadãos se tornem sujeitos sociais, que vão sugerir, ajudar a implementar e fiscalizar as políticas públicas. Assim, podemos criar, de forma coletiva, os interesses comuns, que atingirão toda a população brasileira e teremos cidadãos com mais qualidade de vida e mais felizes. Para isso, contamos com a força, a integração de cada um dos leitores deste livro. Portanto, unidos, poderemos ser ouvidos e temos a certeza de que teremos a chance de provocar mudanças positivas, de acordo com a universalidade, a equidade e a integralidade do tratamento de todos os brasileiros no SUS.

REFERÊNCIAS BIBLIOGRÁFICAS

ALDRIGHI, J. M. *Endocrinologia ginecológica*: aspectos contemporâneos. São Paulo: Atheneu, 2005.

ANDREIS, M.; CURY, L.; JOHNS, P. et al. Relatório da sociedade civil sobre a situação das doenças crônicas não transmissíveis no Brasil. *ACT Promoção da Saúde*, 2019.

BARACAT, E. C.; RODRIGUES DE LIMA, G. *Guia de medicina ambulatorial e hospitalar*. São Paulo: Unifesp/Escola Paulista de Medicina/Manole, 2005.

BARUFALDI, L. A.; ABREU, G. A. *et al.* ERICA: prevalência de comportamentos alimentares saudáveis em adolescentes brasileiros. *Rev. Saúde Pública* [online], v. 50, supl. 1, São Paulo, Epub, fev. 2016. Disponível em: http://dx.doi.org/10.1590/s01518-8787.2016050006678. Acesso em: out. 2019

BLOCH, K. V. *et al.* The Study of Cardiovascular Risk in: Adolescents. ERICA: rationale, design and sample characteristics of a national survey examining cardiovascular risk factor profile in Brazilian adolescents. *BMC Public Health*. 7 fev. 2015.

BOMMER, Christian (Coord.). Global Economic Burden of Diabetes in Adults: Projections from 2015 to 2030. *Diabetes Care*. American Diabetes Association, v. 41, n. 5, maio 2018, p. 963-70.

BONILHA, L. R. de C. M. *Puericultura*: olhares e discursos no tempo. 2004. 93 p. Dissertação (Mestrado) – Universidade Estadual de Campinas, Faculdade de Ciências Médicas, Campinas, SP. Disponível em: <http://www.repositorio.unicamp.br/handle/REPOSIP/308572>. Acesso em: 3 ago. 2018

BRASIL. *Marco legal: saúde, um direito de adolescentes.* Secretaria de Atenção à Saúde, Área de Saúde do Adolescente e do Jovem. Brasília: Editora do Ministério da Saúde, 2007.

BRASIL. *Plano de ações estratégicas para o enfrentamento das doenças crônicas não transmissíveis (DCNT) no Brasil 2011-2022.* Secretaria de Vigilância em Saúde. Departamento de Análise de Situação de Saúde. Brasília: Ministério da Saúde, 2011. 160 p. (Série B. Textos Básicos de Saúde).

BRASIL. *Programa nacional de suplementação de vitamina.* Ministério da Saúde, 2012.

BRASIL. Ministério da Saúde. *Guia alimentar para a população brasileira.* Secretaria de Atenção à Saúde, Departamento de Atenção Básica. 2. ed. Brasília: Ministério da Saúde, 2014.

BRASIL. Ministério da Saúde. Secretaria de Vigilância em Saúde. *Vigitel Brasil 2018: vigilância de fatores de risco e proteção para doenças crônicas por inquérito telefônico: estimativas sobre frequência e distribuição sociodemográfica de fatores de risco e proteção para doenças crônicas nas capitais dos 26 estados brasileiros e no Distrito Federal em 2018.* Brasília: Ministério da Saúde, 2016. Disponível em: https://portalarquivos2.saude.gov.br/images/pdf/2019/julho/25/vigitel-brasil-2018.pdf. Acesso em: out. 2019.

BURD, L.; ROBERTS, D. *et al.* Ethanol and the Placenta: a Review. *J Mat-Fetal Neon Med,* 2007.

CAMARA, C. *Mapeamento político da saúde no Brasil com foco em diabetes e doenças cardiovasculares.* 1. ed. São Paulo: Sociedade Brasileira de Diabetes, 2018.

CANI, C. G.; LOPES, L. S. *et al.* Improvement in Medication Adherence and Self-management of Diabetes with a Clinical Pharmacy Program: a Randomized Controlled Trial in Patients with Type 2 Diabetes Undergoing Insulin Therapy at a Teaching Hospital. *Clinics.* , v. 70, n. 2, 2015, p. 102-6.

CENTERS FOR DISEASE CONTROL AND PREVENTION. Alcohol Use Among Childbearing-age Women – United States, 1991-1999. *MMWR,* v. 51, n. 14, 12 abr. 2002, p. 308.

CHO, N. H.; SHAW, J. E. *et al.* Diabetes Atlas: Global Estimates of Diabetes Prevalence for 2017 and Projections for 2045. *IDF,* 2018.

CRAMER, J. A. et al. *Value in Health*, v. 1, 2008, p. 44-7.

INSTITUTE OF MEDICINE (US). Subcommittee on Interpretation and Uses of Dietary Reference Intakes; Institute of Medicine (US) Standing Committee on the Scientific Evaluation of Dietary Reference Intakes. *DRI Dietary Reference Intakes*: Applications in Dietary Assessment. Washington (DC): National Academies Press, 2000. Disponível em: https://www.ncbi.nlm.nih.gov/pubmed/25057725. Acesso em: 15 out. 2019.

DOGGRELL, S. A.; WAROT, S. *Int J. Clin Pharm*, v. 3, 2014, pp. 488-97.

FARIA, H. T. G.; VERAS, V. S. et al. Qualidade de vida de pacientes com diabetes *mellittus* antes e após participar em programa educativo. *Revista da Escola de Enfermagem da USP*, v. 47, n. 2, 2013.

FUCHS, F. D. Comparação entre medicamentos para tratamento inicial da hipertensão arterial sistêmica. *Uso racional de medicamentos: fundamentação em condutas terapêuticas e nos macroprocessos da Assistência Farmacêutica*. OPAS/OMS. Brasília, v. 1, n. 3, mar. 2016. (Série Uso Racional de Medicamentos).

GARCÍA-VALDECASAS-CAMPELO, E.; González-Reimers, E. et al. Brain Atrophy in Alcoholics: Relationship with Alcohol Intake; Liver Disease; Nutritional Status and Inflammation. *Alcohol and Alcoholism*, v. 42, 2007.

GIBBS, B. G.; FORSTE, R.; LYBBERT, E. Breastfeeding, Parenting, and Infant Attachment Behaviors. *Matern Child Health J.*, 2018.

GLOBAL NUTRITION REPORT. *Brazil, Country Profile, 2015*. Disponível em: http://ebrary.ifpri.org/utils/getfile/collection/p15738coll2/id/129817/filename/130028.pdf. Acesso em: out. 2019.

GOUVÊA, L. C. *O papel do leite materno na prevenção das doenças*. São Paulo: Editor Alberto Einstein, 2005.

GUYDISH, J.; PASSALACQUA, E. et al. International Systematic Review of Smoking Prevalence in Addiction Treatment. *Addiction*, v. 111, n. 2, 2016, p. 220-30.

IMS CONSULTING GROUP RESEARCH AND ANALYSIS. *Improving Type 2 Diabetes Therapy Adherence and Persistence in the United States*: How to Address Avoidable Economic and Societal Burden. IMS Institute for Healthcare Informatics; jun. 2016. Disponível em: https://www.iqvia.com/-/media/iqvia/pdfs/institute-reports/diabetes-reports/improving-type-2-diabetes-therapy-adherence-

-and-persistence-in-the-united-states.pdf?la=en&hash=12187EC323D95670DD-437950039703119F9E6630&_=1526498461779. Acesso em: 15 out. 2019.

IMS INSTITUTE FOR HEALTHCARE INFORMATION. *Improving Type 2 Diabetes Therapy Adherence and Persistence in the U.S.*, 2016.

INCA (Instituto Nacional de Câncer José de Alencar Gomes da Silva). Estimativa da incidência de câncer no Brasil. *Rev. Bras. Cancerol*, v. 60, n. 1, 2014, p. 63-4.

ISSÁO, M.; GUEDES PINTO, A. C. *Manual de Odontopediatria*. 4. ed. São Paulo: Artes Médicas, 1978.

KLIEGMAN, R. M. *et al. Tratado de Pediatria*. 18. ed., Rio de Janeiro: Elsevier, 2009.

KRAPEK, K. *et al. Ann Pharmacother*, v. 38, n. 9, 2004, p. 1357-62.

LIMA, A. L. G.; VICENTE, Barbara Caroline. Os conhecimentos sobre a maternidade e a experiência da maternidade: uma análise de discursos. *Estilos Clin.*, São Paulo , v. 21, n. 1, p. 96-113, abr. 2016. Disponível em <http://pepsic.bvsalud.org/scielo.php?script=sci_arttext&pid=S1415-71282016000100006&lng=pt&nrm=iso>. Acesso em: 15 out. 2019.

LOPES, M. A. B.; ZUGAIB, M. *Atividade física na gravidez e no pós-parto*. São Paulo: Roco, 2009.

MAFFEI, W. E. *Os fundamentos da Medicina*. 2. ed. São Paulo: Fundo Editorial Procienx, 1967.

MATTAR, M. J. *et al. O aleitamento materno no contexto atual*. Políticas, práticas e bases científicas. São Paulo: Sarvier, 2008.

MCEWAN, P. *et al. Value in Health*, v. 17, n. 6, set. 2014, p. 714-24.

MORENO, E. M. El pediatra del siglo XXI. *Arch. Argent. Pediatr*, 2001.

MOYNIHAN, P.; MAKINO, Y. *et al.* Implications of WHO Guideline on Sugars for dental health professionals. Community Dent Oral Epidemiol. *Community Dent. Oral Epidemiol*, v. 46, n. 1, fev. 2018, p. 1-7.

OBAMA, Michelle. *Minha história*. São Paulo: Objetiva, 2018.

PESSOA, J. H. L. O atendimento pediátrico. In: CONSTANTINO, C. F.; BARROS, J. C. R.; HIRSCHEIMER, M. R. *Cuidado de crianças e adolescentes sob o olhar da ética e da bioética*. 1. ed. São Paulo: Atheneu, 2009.

PESSOA, J. H. L. *Puericultura*: conquista da saúde da criança e do adolescente. 1. ed. São Paulo: Atheneu, 2013.

PIROLO, E. A *biotipologia e a suscetibilidade do adoecer das mulheres na pós-menopausa*. 2006. 84 f. Dissertação (Mestrado) – Escola Paulista de Medicina, Universidade Federal de São Paulo (Unifesp), São Paulo, 2006.

PIROLO, E. *Os temperamentos hipocráticos e a suscetibilidade do adoecer das mulheres na pós-menopausa*. 2016. 80 f. Tese (Doutorado) – Escola Paulista de Medicina, Universidade Federal de São Paulo (Unifesp), São Paulo, 2016.

PORTAL EDUCAÇÃO. *Como a criança era vista e tratada desde a época medieval até o século XX?* Disponível em: https://www.portaleducacao.com.br/conteudo/artigos/educa-cao/como-a-crianca-era-vista-e-tratada-desde-a-epoca-medieva-ate-o-seculo-xx/26547. Acesso em: out. 2019.

PORTAL EDUCAÇÃO. *Histórico do Desenvolvimento da infância desde a Idade Média até os dias de hoje*. Disponível em: https://www.portaleducacao.com.br/conteudo/artigos/psicolo-gia/historico-do-desenvolvimento-da-infancia-desde-a-idade-media-ate-os-dias-de-ho-je/26666. Acesso em: out. 2019.

PORTAL MINISTÉRIO DA SAÚDE. *Mais da metade dos jovens acompanhados no SUS têm alimentação inadequada*. Disponível: http://saude.gov.br/noticias/agencia-saude/44500-mais-da-metade-dos-adolescentes-acompanhados-no-sus-tem-alimentacao-inadequada. Acesso em: out. 2019.

PORTAL MINISTÉRIO DA SAÚDE. *Vacinação: quais são as vacinas, para que servem, por que vacinar, mitos*. Disponível em: http://portalms.saude.gov.br/saude-de-a-z/vacinacao/calendario-vacinacao. Acesso em: out. 2019.

PORTAL MINISTÉRIO DA SAÚDE. *Vigitel Brasil 2016: vigilância de fatores de risco e proteção para doenças crônicas por inquérito telefônico: estimativas sobre frequência e distribuição sociodemográfica de fatores de risco e proteção para doenças crônicas nas capitais dos 26 estados brasileiros e no Distrito Federal em 2016*. Ministério da Saúde, Secretaria de Vigilância em Saúde, Departamento de Vigilância de Doenças e Agravos Não Transmissíveis e Promoção da Saúde. Brasília: Ministério da Saúde, 2017. Disponível em: https://portalarquivos2.saude.gov.br/images/pdf/2018/marco/02/vigitel-brasil-2016.pdf. Acesso em: out. 2019.

ROSS, A. C. et al. The 2011 Report on Dietary Reference Intakes for Calcium and Vitamin D from the Institute of Medicine: What Clinicians Need to Know. *Public Health Nutrition*, 2011.

RUDOLPH, A. M.; HOFFMAN, J. I. E. *Pediatrics.* 18. ed. California: Appleton & Langue, 1987.

SANTOS, C. K. R.; RESEGUE, R.; PUCCINI, F. R. Puericultura e a atenção à saúde da criança: aspectos históricos e desafios. *Rev. Bras. Crescimento Desenvolv. Hum.* v. 22, n. 2, 2012

SOCIEDADE BRASILEIRA DE PEDIATRIA. *Manual de orientação para a alimentação do lactente, do pré-escolar, do escolar, do adolescente e na escola.* 3. ed. Rio de Janeiro: SBP/Departamento de Nutrologia, 2012.

STOLAR, M. Glycemic control and complications in type 2 diabetes mellitus. *Am J. Med,* 3 Suppl, 2010, S3-11.

TAKEMOTO, M. L. S. *et al. Value in Health,* 2011.

UNICEF (United Nations Children's Fund). *From the First Life Hour of Life.* Making the Case for Improved Infant and Young Child Feeding Everywhere, 2016.

VASCONCELLOS, M. T. L. de. *et al.* Sampling design for the Study of Cardiovascular Risks in Adolescents (ERICA). *Cad. Saúde Pública,* v. 31, n. 5, maio 2015, pp. 921-30.

WHO (World Health Organization). *Essencial Nutrition Actions: Improving Maternal, Newborn, Infant and Young Child Health and Nutrition.* Geneva: World Health Organization, 2015.

WHO. *Diet, Nutrition and the Prevention of Chronic Diseases.* Report of a Joint WHO/FAO Expert Consultation. Geneva: World Health Organization, 2003.

WILD, H. The Economic Rationale for Adherence in the Treatment of Type 2 Diabetes Mellitus. *Am J. Manag Care,* 3 suppl., 2012, S43-8.

Este livro foi composto em Electra LT Std 11 pt e
impresso pela gráfica Viena em papel Offset 75 g/m².